I0693623

12 HÁBITOS PARA ADELGAZAR CON LIBERACIÓN EMOCIONAL

PRÓLOGO

"Los trastornos de la alimentación como la bulimia y la anorexia son efectos de los fracasos pasados y de esta vida. También por los conflictos con las madres del pasado y de esta vida. Por eso es necesario ir atrás en las causas, liberándolas, para que el cuerpo pueda aposentarse, equilibrarse energéticamente y físicamente.

Además, el gran secreto desvelado es, comer todo lo que te cae bien, pero levantarse de la mesa, siempre, con un poco de hambre."

Adinkarela
Coach de Plenitud
Escritora y formadora internacional

ÍNDICE

INTRODUCCIÓN

El propósito de este libro es el de ayudar a todas las personas afectadas por los conflictos de la alimentación para que se reencuentren a sí mismas con autoestima y salud emocional. La mejor receta para liberarse de las prisiones alimentarias y del policía dietético interior, es la de amarse mucho y respetarse más y así poder actuar de la mejor manera posible con relación a tus hábitos alimentarios sin castigarse ni perder el equilibrio mental o físico. Estar en conflicto con la comida es como adiestrar a un caballo a no comer hierba porque está fuera de su peso para competir en una carrera. Imposible, ¿verdad? Aunque las personas sean más complejas, siempre habrá un síntoma que manifieste la perturbación ante una imposición contra-natura.

Saber comer bien y tener la condición física óptima es necesario siempre que sea fruto del cuidado y la responsabilidad personal. La salud nos compete a cada uno por nuestro propio bien y felicidad. Hay mucha información sobre todos estos temas pero al final lo más importante es poder ponerla en práctica con entusiasmo y sentido de la realidad. Con estos 12 pasos puedes cambiar tu vida y mantener para siempre un equilibrio libre de reglas y prohibiciones alimentarias. Sólo está prohibido aquello que atenta contra tu salud y que es de sentido común. De eso precisamente se trata este libro, de recuperar el sentido común de las cosas que en un principio eran muy sencillas.

Finalmente, quiero dar las gracias a todas las mujeres que han seguido estos hábitos y se han liberado del tormento de las dietas de una manera sencilla y fácil. Recuperando una normalidad liberadora en el acto de comer que ha cambiado sus vidas para siempre. También quiero dar las gracias a todos los que han colaborado con este programa desde el primer día, hace ya más de doce años, hasta hoy que se difunde con más experiencia y fuerza porque ahora es muy necesario que las jóvenes no caigan en las trampas de las dietas milagro ni en los cambios drásticos de imagen. La felicidad está en lo sencillo y se conquista a diario con cariño y amor hacia uno mismo y hacia el entorno inmediato. No hay un cuerpo perfecto en una mente desequilibrada y un corazón frío e insensible.

HÁBITO 1.
CUIDA TU CUERPO, ES EL ÚNICO QUE TIENES

Cuidar de lo que tienes y te pertenece es lo más sensato y saludable que puedes hacer. Somos responsables de cuidar, atender y respetar nuestro cuerpo. El seguro que te lo agradecerá con creces.

"Las señales del cuerpo".

"Un día irrumpe en tu vida un dolor, una molestia en el cuerpo que te obliga a parar y a alterar tus ritmos y costumbres. Tal vez no les das importancia. Ya desaparecerá, dices. Pero sigue ahí. Te planteas pedir ayuda para superarlo lo más rápidamente posible. Y así, sin darte cuenta, entras en una dinámica de cambios, incluso te sientes completamente distinta de lo que eras o pensabas hace escasamente unos días. Estás desconcertada porque nada de lo que ocurre estaba previsto y te exige una adaptación urgente. Aceptas los síntomas de la enfermedad y de repente cambian todas tus prioridades en la vida. Una vida que controlabas y un cuerpo que respondía. Ahora tu cuerpo está hablando y exige a su manera atención". (Artículo publicado por la autora en la revista "Mente Sana"). Para cuidar el cuerpo hay que escucharlo, él habla a través de la emoción y de las sensaciones. Si deseas estar más delgada sea por salud o sea por belleza, él tiene algo que decir. El cuerpo es un organismo vivo y muy activo. El hambre, la sed, el dolor hablan de sus necesidades para la supervivencia. Pero no sólo es materia porque experimenta la felicidad y alegría a través de las emociones. Las emociones son su vehículo de expresión. Mediante el instinto el cuerpo sabía regularse y equilibrarse. La mente y la cultura controlan los instintos a veces contra la propia naturaleza pero a favor de creencias que están en otro orden y que la mente acepta. Esta sabiduría instintiva reprimida debe recuperarse en la medida de lo posible para mantener la salud mental. La intuición en cambio, aunque similar al instinto de supervivencia del cuerpo, ayuda a mantener vivas y activas las funciones emocionales y afectivas de cada ser. Son dos inteligencias complementarias que se han dormido al contravenirse con las jerarquías de las ideas y de las creencias. Por ejemplo si la moda impone la talla 36 para considerar que una mujer sea bella, esta visión toma poder y exige adaptación a favor de una mejor aceptación o éxito. Está claro que no todas las constituciones femeninas se adaptan a este canon y sólo forzando sus naturalezas en algunos casos lo podrían alcanzar. Actuar con responsabilidad en este caso es un tema de adaptación y aceptación de la propia realidad sin complejos y con humildad. Además de favorecer, en el caso de los padres con hijas sensibles a esta manipulación, una visión de conjunto en relación con la belleza, donde las actitudes y las cualidades psicológicas, emocionales e intelectuales son potenciadoras o inhibidoras de la misma belleza. La seguridad y confianza en uno mismo es el mayor atractivo que puede emitir una persona. Es curioso y un poco triste observar como se ha cosificado el cuerpo como si se tratara de una figura volumétrica que se puede modificar al gusto sin riesgos ni consecuencias para el ser, mente y cuerpo.

HÁBITO 2.
HABLA BIEN DE TI MISMA

Cuando los otros hablan con cariño y respeto de ti misma, ¿cómo te sientes?, ¿te sientes aceptada, te relajas?, ¿por qué no lo haces tú también? Los quilos con amor pesan menos. Si no existe la perfección para qué juzgar tanto nuestro aspecto físico. La perfección, el ideal, no es más que un concepto temporal. No tiene sentido sacrificar la vida por una falsa perfección física que incluso pone en riesgo la salud física y mental. Las mujeres occidentales hemos recibido mucha presión en este sentido desde hace más de 50 años.

En 1925 las campañas de los cigarrillos Lucky decían: "para mantenerse más delgada fume un cigarrillo en vez de comer un dulce". Hay que encontrar un equilibrio entre sentirse cómoda y tener una imagen que refleje tu autoestima. Imagina que tu cuerpo es tu mejor amigo, trátalo bien, mímalo y dale cuidados para gustarte y estar confortable contigo misma. Invierte en ti más que en gustar a los demás. No puedes escapar de ti misma, así que fomenta una buena relación con todo lo que te identifica. Para empezar aprobándote y aceptándote sin condiciones. A veces es necesario renunciar a nuestras expectativas para obtener bienestar y equilibrio.

El profesor Lair Ribeiro autor de bestsellers afirma que "el secreto del cambio radica en aceptarse a uno mismo, porque si no sientes gratitud por tus virtudes permaneces atrapado en tus defectos". Lisa Pinkola autora de MUJERES QUE CORREN CON LOBOS afirma que "unirse a la propia naturaleza no significa aislarse de la sociedad sino estar en el cuerpo con certeza y orgullo, cualesquiera que sean los dones y limitaciones físicas".

Un estudio realizado entre 200 universitarias del Columbia College de EEUU reveló que dos terceras partes de las entrevistadas tenían una imagen negativa de su cuerpo por lo que rechazaban tener relaciones sexuales o se sentían muy tímidas cuando practicaban el sexo. No gustarse es un impedimento para disfrutar de la vida. Y para colmo del absurdo sistema de los ideales físicos en la revista femenina australiana "Cleo" se revela datos sorprendentes sobre el cuerpo ideal, sólo el 19% de los hombres entrevistados elegían las figuras femeninas más delgadas, mientras las mujeres criticaban las que a ellos más les gustaban.

HÁBITO 3.
COME HASTA SENTIRTE SACIADO

Seguramente te sorprenda esta afirmación. Pero darse cuenta del momento en el que estamos saciados es recuperar el instinto que te avisa de ¿cuánto necesitas? Ningún animal come más de lo que puede o necesita si tiene alimento en abundancia. Obligarse a quedarnos con hambre no es natural. Lo natural siempre conduce al equilibrio y a la salud. Alimentarse es una necesidad fisiológica de todo organismo vivo para subsistir, todos los organismos se ven impelidos por esta necesidad de calmar su hambre. Sólo ayunan si hay escasez de alimentos o están enfermos. Además, en el ser humano comer tiene una función hedonista, el placer de calmar el hambre y el de disfrutar de los sabores. Es normal entonces, desmoralizarse por intentos fracasados de hacer dietas porque tu organismo no está preparado. La represión de los instintos abre las puertas de las tormentas más descontroladas. He conocido muchas mujeres que han permanecido toda su vida bajo las disciplinas dietéticas, contando calorías y compensando comidas. Cuanto más férrea es la disciplina y obsesión más se desbordan en atracones imparables con la consecuente bajada de autoestima fruto del fracaso repetido por alcanzar la delgadez. Obligar al cuerpo a pasar hambre y tener la mente siempre ocupada en estos planes no puede ser saludable. Hay que pensar en cuántas experiencias maravillosas te estás perdiendo mientras inviertes tu energía, economía y pensamientos en un plan dietético. Entonces elabora una cotidianidad como si fueras la mujer más delgada del mundo. Planea cada día como si hubieras triunfado frente a la tentación y estuvieras en el peso perfecto. Empieza por actuaciones sencillas, metas alcanzables pero que generen satisfacción, bienestar y placer. Progresivamente se irá desvelando todo lo que ha permanecido oculto detrás de esta obsesión por las dietas y la delgadez. Si quieres perder un poco de peso, porque tu salud lo requiere o porque has cambiado algún que otro hábito, sólo hay que corregir un poco el tipo de alimentos y luego aumentar la actividad física sin cambios bruscos que luego los puedas sostener durante el tiempo necesario hasta alcanzar tu meta.

HÁBITO 4.
NO COMAS LA TELE MIENTRAS MIRAS LA COMIDA, O ¿ES AL REVÉS?

Una buena manera de equilibrar la alimentación es poniendo la atención y los sentidos en ella. Saborear, oler, mirar e incluso escuchar lo que masticas es una buena manera de alimentarse mejor, disfrutando más. Traslada este propósito a cualquier acto de tu vida y seguro que cambiarás cantidad por calidad en cada momento. Comer es un acto que está directamente relacionado con la salud. No sólo lo que comes es importante sino la actitud con la que lo haces. Somos muy afortunados de poder disfrutar de todo tipo de alimentos en abundancia. Nunca antes se pudo gozar de tanta variedad de alimentos a precios asequibles. Sólo hay que recordar cómo conseguían los alimentos nuestros antepasados, labrando, cazando y cuidando día a día el campo o el ganado. La mentalidad humana tiene dificultades para valorar lo que es fácil y sencillo. Y esta es una de las razones por las que se come con tanta inconsciencia y precipitación sin dedicarle su tiempo y tranquilidad. Si todo lo que se hace con amor tiene una influencia positiva en nuestra vida, la comida debe ser uno de esos actos a los que si le dedicas atención y mimos dejará de engordarte, obsesionarte y preocuparte tanto por dominarla para acabar siendo su prisionera. Hay cierto temor a ser libre para elegir los alimentos que te gustan y convienen. A los niños se les debería enseñar a degustar de los platos más necesarios para su crecimiento y buena salud. La mejor manera de enseñar a un niño es con el ejemplo de disfrute y equilibrio que ve en sus adultos de referencia. Unos niños que comparten con su familia unas comidas sanas y variadas en el futuro sabrán disfrutar y equilibrar los alimentos según sus necesidades. Pero si la comida está relacionada con conflictos, obligaciones y exigencias probablemente será un adulto que no podrá apreciar el maravilloso valor de la alimentación. La libertad de elegir lo mejor y disfrutar con la elección nos he vetado en multitud de ocasiones. El miedo a equivocarse genera miedos a disfrutar de la libertad. Pero si no somos libres no podemos tampoco ser responsables de nuestros errores ni aprender de ellos. En estos últimos quince años se observa que cada vez cuesta más ser libre de actuar independientemente, de opinar o elegir. En medicina energética el sentido del gusto está relacionado al estómago y el páncreas, la tierra y estar bien anclado en el cuerpo. Tener este sentido equilibrado y sano favorece el buen funcionamiento de los órganos relacionados.

El gusto por vivir, el gusto por comer de manera saludable y placentera. Aceptar lo que somos, vivimos y sentimos, que aunque mejorable es lo que tienes que será susceptible al cambio y a la transformación en función de las necesidades y no tanto de las imposiciones que contravienen el ritmo natural.

HÁBITO 5.
DATE TIEMPO PARA COMER.

La nutrición es un acto creativo que transforma, regenera y reconstruye el cuerpo. Préstale toda la atención porque toda creación necesita su tiempo. A todo lo que se considera importante en la vida se le ofrece un tiempo y una atención. Al menos en una de las comidas diarias deberíamos dedicarle nuestro valioso tiempo, la comida rápida, comer de pie, y cualquier cosa para saciar el hambre y seguir funcionando no es la mejor manera de cuidarse. A veces se hace así porque no se tiene tiempo y otras porque comer está asociado a sentimientos de culpabilidad, especialmente en las personas con mentalidad dietética. Comer rápido es una forma de hacer algo prohibido, sin disfrutar y a hurtadillas. En la revista "Obesity and Health" dice que el 45% de las personas se sienten culpables de comer algo que les gusta, especialmente las mujeres. El estrés diario, las rutinas y la falta de estímulos también invitan a comer de manera compulsiva e inconsciente. En unas conferencias de los Institutos Nacionales para la Salud en España decían que las dietas inadecuadas y poco atractivas al paladar nos exponen a efectos adversos, estrés, baja autoestima, sentimientos de exclusión social, que pueden ser la fragua de futuros desórdenes alimentarios. La soledad y otras sensaciones poco agradables impulsan a comer de manera caótica e impulsiva. Tratar con la comida las carencias afectivas no cambia nada a largo plazo. Sabemos que el consumo de carbohidratos aumenta los niveles de serotonina, permitiendo que entre en el cerebro más triptófano, precursor de la hormona de la felicidad, la serotonina. Una dieta saludable debe contemplar el equilibrio psicológico así como físico. Si no tienes tiempo para dedicarle a tu alimentación seguro que le estás dando la espalda a un problema más escondido y sutil. Llevar un diario emocional te puede mostrar lo que tienes escondido en la mochila y sin abrir desde hace tiempo. Haz cosas diferentes, sal de la rutina y aborda las emociones más difíciles con apoyo.

HÁBITO 6.
DISFRUTA DE LO QUE TIENES TODO LO QUE PUEDAS

Todo lo que te hace feliz y respeta la vida es bueno. Ya no sirve aquello de que "todo lo que es bueno engorda o es pecado". ¡Sácale partido a la vida! Hay límites que ahogan que son las cárceles del cuerpo y de la mente. Medidas, pesos, tallas, ciencia y bisturí ¿al servicio de quién? No están al servicio de la mujer, y esto debería reiterarse hasta el aburrimiento. Están al servicio de una sociedad patriarcal y consumista.

Faludi (1991), constató que los efectos psicológicos de la búsqueda del cuerpo femenino perfecto incluyen la infelicidad, la confusión, la miseria y la inseguridad. A menudo, las mujeres creen que si tuvieran una silueta perfecta, la vida sería muy feliz, culpando a sus cuerpos de su infelicidad. Existen investigaciones llevadas a cabo con el objetivo de hacer seguimientos a mujeres mayores de 18 años de edad con aumento de mamas. Se obtuvo como resultado que la mayoría de las féminas dos años después de la intervención quirúrgica no mostraron puntuaciones estadísticamente más altas en comparación con el año anterior en las dimensiones de autoestima, autoconcepto y calidad de vida. La cirugía estética no se debe utilizar para resolver los problemas psicológicos que podrían solucionarse más efectivamente, a un costo menor y con menos riesgos con psicoterapia. En la misma forma indican que no existen estudios diseñados que examinen los beneficios psicológicos de los procedimientos estéticos a largo plazo entre los pacientes adolescentes. Siendo relevante realizar el estudio en la etapa de la adolescencia, debido a que es una época en el que aún se encuentran en desarrollo mental y físico. Al respecto Rosenberg (1993), señala que la autoestima es una apreciación positiva o negativa hacia sí mismo, que se apoya en una base afectiva y cognitiva, puesto que el individuo siente de una forma determinada a partir de lo que piensa de sí mismo, siendo una valoración global que se hace el individuo sobre los sentimientos de satisfacción que experimenta hacia sí mismo. Del mismo modo Yagosesky (1998), expone que la autoestima es una función del organismo, un recurso integral, complejo de autoprotección y desarrollo personal, que va más allá de la idea básica de autovaloración. Incorpora aspectos biopsicosociales, que influyen positiva o negativamente en la salud, relaciones y productividad del individuo. Explica además que es considerada como la capacidad y la existencia, de estar conscientes de su potencial y de sus necesidades reales, de amarse incondicionalmente y confiar en sí mismo para lograr objetivos, independiente de las limitaciones que se pueda tener o de las circunstancias externas generadas por otras personas. En las niñas a partir de los 12 inician la adolescencia, por esta razón, empiezan a ser más perceptivas en diferentes temas como las relaciones o los sentimientos. Sin embargo, al inicio de su adolescencia, ya tienen una idea de cómo deberían ser, es decir, tienden a ser el estereotipo que la sociedad les exige que sean y así, reprimen sus verdaderos sentimientos y pensamientos para ser lo que la sociedad les pide. A medida que pasa el tiempo, estas adolescentes reconocen que están perdiendo parte de su identidad lo cual las lleva a no tener relaciones auténticas y entonces, se quiebra la confianza en sí mismas. Sólo aquellas adolescentes que son firmes y honestas consigo mismas y con los demás reconociendo y expresando sus pensamientos y sentimientos de una manera adecuada, son aquellas que pueden mantener una relación saludable con ellas y con los demás miembros de la sociedad manteniendo una buena autoestima. Las experiencias que contribuyen al desarrollo de la autoestima: el grado de trato respetuoso, de aceptación e interés que el individuo recibe de las personas significativas de su vida, la historia del éxito y la posición o estatus que el individuo tiene en el mundo, los valores y aspiraciones con las cuales, estas últimas pueden ser modificadas e interrumpidas, la singular y personal forma de responder a los factores que disminuyen la autoestima, ya sea que el individuo minimice, distorsione o suprima las percepciones de las faltas propias y la de los demás. Por último, la baja autoestima se exterioriza como la negación de las necesidades básicas y emociones auténticas en la propia vida. En otras palabras, reunir información emocional desagradable de sí mismo, de sus formadores, de su contexto; un nivel de energía que se origina en la frustración, el temor, el miedo, la rabia y la impotencia. Una persona con baja autoestima se caracteriza como aquella que se considera menos de lo que cree que debería ser, estas personas dependen de los resultados presentes para establecer cómo deben sentirse con respecto a sí mismas; necesitan además de experiencias positivas para contrarrestar los sentimientos negativos que albergan hacia ellos mismos. Sumado a lo expuesto, la baja autoestima puede ser situacional o global, es situacional cuando la persona no se siente valiosa en determinadas situaciones por causa de algún acontecimiento objetivo; y global, cuando la persona se siente completamente descalificada en cualquier ámbito de su vida. En el mismo orden de ideas, Rosenberg (1962) y Lundgren (1978) exponen que, la baja autoestima puede llevar a sentimientos de apatía, aislamiento, poca capacidad de amar y pasividad, mientras que la alta autoestima se relaciona con personas que se encuentran involucradas en vidas más activas, con sentimientos de control sobre las circunstancias, menos ansiosas y con mejores capacidades para tolerar al estrés interno o externo, son menos sensibles a las críticas, suelen tener mejor salud física, disfrutan de sus relaciones interpersonales y volaran su independencia La importancia de la imagen corporal para la personalidad del individuo y su bienestar psicológico está interrelacionada con la satisfacción con su cuerpo real. Disfrutar de lo que tienes te proporciona seguridad y confianza en ti misma, autoestima y buenas experiencias ancladas en tu realidad.

HÁBITO 7.
INTENTA COMPARTIR CON UN AMIGO ANTES QUE HACERLO CON EL CHOCOLATE

Expresar lo que somos y sentimos es una necesidad básica del ser humano. Cuando la educación y la cultura han puesto límites a la satisfacción de esta necesidad, la intentamos cubrir de otras formas. ¡Seguro que hay alguien al que le interesa lo que necesites expresar! La práctica de este hábito forma parte del éxito de los grupos de ayuda. El chocolate no tiene nada de malo, al contrario, una nueva investigación de la revista "American Journal of Clinical Nutrition" ha puesto de manifiesto que el consumo de chocolate, o de sus componentes activos (cacao, flavan-3-oles), reduce un amplio rango de factores de riesgo para la enfermedad cardiovascular, incluyendo la resistencia a la insulina y más de 70 beneficios para nuestra salud. Es uno de los alimentos más deseados y valorados de nuestra alimentación, complace a casi todos los paladares. Podríamos decir que como alimento lo tiene "casi todo". Así que el mensaje de este 7 hábito nos viene muy bien para expresar lo que queremos decir, es el compañero perfecto, el amigo ideal, la media naranja, no pide nada y lo ofrece todo. De nuevo volvemos a querer sustituir lo insustituible.

En cuanto al chocolate y que sirva la metáfora, sólo su consumo excesivo es perjudicial, porque como todo, es muy bueno en su justa medida. Ocurre que sin darnos cuenta vamos creando comportamientos evitativos o sustitutivos a situaciones necesarias pero incómodas y difíciles de manejar. La dificultad de crear relaciones emocionalmente sanas, de apoyo y respeto mutuo se debe afrontar desde la consciencia de que son necesarias para nuestro desarrollo personal y social. Comunicar quiénes somos, cómo nos sentimos y qué pensamos forma parte de necesidad del ser humano de sentirse incluido, aceptado y reconocido en su círculo, familiar o social. También hay estudios que hablan del aumento de enfermedades cardiovasculares y comportamientos adictivos en las personas aisladas o solitarias.

Hay que encontrar recursos para tener una mejor comunicación con nuestro entorno. Es imposible no comunicarse porque las actitudes, los gestos y los silencios también comunican. Sin embargo, lo importante es estar en armonía con nuestra manera de comunicar para que sea una manifestación de nosotros mismos, de quiénes somos, lo que queremos y necesitamos. Tener el control de la comunicación significa alcanzar el reconocimiento e incluso el éxito. Por supuesto que no todos somos Steve Jobs, en sus famosas presentaciones públicas de sus productos. De su vida por cierto, se sabe, de sus espectaculares y exitosas puestas en escena pero que en el ámbito personal tenía mucho que resolver. Por eso digo que en nuestra cotidiana vida sencilla podemos llegar a tener la suficiente claridad y eficacia en nuestra comunicación para crear relaciones afectivas de calidad, haciéndonos comprender y entender.

El antropólogo británico Robin Dunbar dice que hay un supuesto límite en el número de personas con los que podemos tener relaciones significativas y este número lo establece entre tres y cinco. Son nuestros mejores amigos y grupo de apoyo al que recurrimos en los momentos de crisis. Es muy acertado limitar este número de relaciones "significativas" sobre todo ahora, que en la era de las redes sociales se ha creado una fantasía global acerca de la calidad y confianza de los amigos por Internet. Las verdaderas relaciones de apoyo están basadas en un "conocimiento" y aceptación recíproca que te ayuda a sentirte integrado y confiado en ese flujo de amor que das y recibes.

HÁBITO 8.
CUANDO TE ENCUENTRES EN MEDIO DE UN ATRACÓN, SÓLO PREGÚNTATE ¿CÓMO HE LLEGADO HASTA AQUÍ?

Un atracón es un fuerte vendaval que te arrastra sin poderlo gobernar. Déjate llevar en vez de luchar en su contra. Cuando conozcas el camino que te llevó hasta él tendrás una oportunidad de cambiar el rumbo a tiempo. Los atracones son propios de todas las personas que desde la mentalidad dietética restrictiva viven controlando las comidas, contando las calorías y planeando qué comerán en el próximo ágape. Sus pensamientos están atrapados entre el deseo de tomar algo delicioso y las prohibiciones dietéticas.

La represión del deseo del disfrute del paladar y el hambre conduce inexorablemente hacia un festín inconsciente y descontrolado llamado atracón. El atracón sí sacia pero no suele ser un festín de placer para el paladar. Suele ser rápido, cualquier alimento prohibido sirve y se hace de manera desordenada. En estas situaciones siempre recuerdo el pensamiento de O. Wilde: "lo mejor para vencer la tentación es sucumbir en ella ". Al menos así pierde todo el poder de la represión y de la prohibición para ser más gobernable. No es lo mismo luchar contra una tormenta que a favor de la tormenta. Esta es una de las estrategias que en terapia breve utilizamos para que los comportamientos bulímicos vayan remitiendo progresivamente. Normalmente, resulta muy sorprendente como método de control practicar el descontrol, pero desde el lenguaje del bulímico este mensaje tiene mucho sentido. Si al acto del atracón descontrolado le pones consciencia, tiempo y un poco de organización pierde su fuerza caótica. Porque para comprender el mapa de los atracones hay que entender que siempre vienen después de períodos de abstinencia drásticos o prolongados en el tiempo. Se convierte en una conducta compulsiva y que se compensa en los extremos bajo sentimientos de culpa o baja autoestima que vuelven a conducirte a otro plan de control radical y con expectativas inalcanzables de mantener para llegar al éxito del peso ideal. El atracón y la abstinencia se convierten muchas veces en un sistema fallido y fijo que puede perdurar durante años manteniéndose siempre en la fantasía del control del peso. He conocido muchos casos en este sistema, que G. Nardone llama las dietas yo-yo. Normalmente, cada vez que se deja la dieta se recupera el peso y un poco más, incluso se observa que con el tiempo se van aumentando quilos. Pero muy a pesar de que la experiencia dice que es un sistema que no sirve se sigue manteniendo bajo la fantasía de que funcionará. Es verdad que durante un tiempo funciona, al principio, pero que luego al abandonar se recupera con un poco más de peso. Lo peor no es mantener una estrategia que no sirve sino la energía que se pierde planeando la próxima dieta o el conflicto con tu cuerpo. Las dietas yo-yo no siempre inducen a atracones drásticos y patangruélicos pero sí a pérdidas de control en la comida que te hacen sentir con poco valor y fuerza para seguir un sencillo plan alimentario. No olvidemos que las represiones de los instintos y de los placeres irrenunciables te convierten en un ser muy vulnerable y expuesto a tener crisis por estrés, rigidez y descontrol al final de tanto esfuerzo. No se trata de entregarse al placer de comer como refugio de otras frustraciones en las que nos encontramos en la complejidad de la vida. La cuestión es no tensar demasiado el control para poderlo sostener el tiempo necesario hasta llegar a nuestros objetivos. La estrategia de la terapia breve y el apoyo del acompañamiento psicológico y emocional ayudan a revocar estas actuaciones alimentarias para devolver la naturalidad en el cuerpo y en el acto de comer tan placentero como necesario.

HÁBITO 9.
BUSCA SOLUCIONES NUEVAS A LOS PRO-BLEMAS DE SIEMPRE

Seguro que utilizas las mismas soluciones para adelgazar. Pero si el problema persiste conviene cambiar la estrategia. Persistir en soluciones a problemas que ya no funcionan es un comportamiento habitual pero irracional. El recuerdo de que una vez funcionó lleva a seguir intentándolo. Está bien persistir en la meta pero no en la manera de llegar hasta ella si no te ofrece un mínimo deseable de satisfacción. Henry Ford decía que los fracasos son oportunidades de volver a empezar con más inteligencia. Se trata tan sólo de cambiar el enfoque y de hacerlo con creatividad, y reflexivamente. La perseverancia que es tan necesaria para conseguir nuestros objetivos se debe canalizar adecuadamente, con flexibilidad y adaptándose a cada momento. Es fácil caer en la rigidez, exigencia y lucha con uno mismo queriendo caminar con unos zapatos que nos van pequeños y hacen daño, cuando podríamos hacer el camino con unas maravillosas botas de montaña, ligeras y cómodas. La inteligencia y la fuerza no la demuestras doblegando el pie a los zapatos sino encontrando la herramienta adecuada que te lleve a tus metas. Tienes la decisión, tienes la voluntad, tienes definida la meta, sólo resta prepararse adecuadamente. Si ante un problema de sobrepeso, bastante normal y común, se desencadena un drama que pone en juego lo más importante y necesario para tu supervivencia emocional que es el amor a ti misma es importante recibir apoyo psicológico que te reubique en la realidad, con tranquilidad y resituando la escala de valores y prioridades en tu vida. Si el problema se sobredimensiona se buscarán soluciones de emergencia que pueden atentar contra tu salud física y mental. La solución tiene que estar a la altura del problema. Se habla mucho de que el sobrepeso es uno de los factores de riesgo en enfermedades cardiovasculares y otros problemas de salud. Yo he conocido muchas mujeres con sobrepesos de salud magnífica, ágiles, dinámicos, alegres y fuertes. El peligro no está en el sobrepeso tanto como en malos hábitos alimentarios, poco ejercicio físico y actitudes negativas hacia uno mismo y la vida en general. La toxicidad mental y la alimentaria son el verdadero riesgo para la salud. Sobre todo no seas tu peor enemiga, ni permitas que los sistemas (modas, cultura,…) te vuelvan contra ti. Un principio básico para el equilibrio interior es la aceptación. Entrar en conflicto con aspectos de ti misma merma las fuerzas para caminar hacia los cambios que necesitas en la normal evolución de la vida. Fomentar la aceptación no tiene nada que ver con la resignación, el inmovilismo ni la inacción sino una manera básica de amor que te protege de críticas adversas. En los 90 la famosa autora de libros de autoayuda Louis Hay escribió en uno de sus libros más famosos, el primer decreto y pensamiento básico para una existencia sana, "me acepto y me amo tal como soy". Si incorporas esta creencia en todos los aspectos de tu vida y no pierdes de vista que la vida es cambio, evolución y aprendizaje, te conviertes en una persona con el corazón fuerte y la mente equilibrada a prueba de todo.

¿Por qué son las mujeres más vulnerables a caer en los trastornos de la alimentación?

Se me ocurren muchas razones pero entre ellas destaco que las mujeres en su esencia tienen un potencial extraordinario para cambiar el mundo, están más conectadas a las emociones, que son una fuente de energía libre, expansiva y creativa que acciona la vida. El sistema patriarcal predominante pierde su control si esta fuerza se libera y prefiere tenerla sumisa desde el propio interior, convencida de que en ella hay algo malo contra lo que hay que combatir. Son viejos arquetipos religiosos y sistemas de creencias, disfrazados en las sociedades agnósticas occidentales más igualitarias pero donde nos queda aún un buen camino que recorrer y mucha fuerza para no retroceder. Entonces si quieres perder un poco de peso y sentirte más bella, hazlo, pero no a cualquier precio. Los ojos que tienen que mirarte todos los días con aprobación y con cariño son los tuyos. Si no es así es porque te estás mirando con unos ojos que no son los tuyos, son de tu padre o tu madre, de tu pareja o de cualquier desconocido al que le das permiso para que te juzgue y te diga cómo debes ser. Nada ni nadie puede sustituir el amor que te debes a ti misma. Y si eres madre o alguien que tiene a su cargo adolescentes susceptibles de entrar en este tipo de conflictos no dudes en ser un ejemplo claro y definido para ellas de autoestima real. Con este tema se debe ser muy claro y asertivo con las adolescentes para frenar el peligro de caer en síndromes alimentarios y traumas que arrastrarán a lo largo de su vida. No hay ningún glamour ni encanto en un cuerpo que se está maltratando para agradar a los demás, para ser aceptado y querido. Es falso y virtual, porque en realidad nadie vive por ti, cada uno debe ser dueño en la medida de sus posibilidades de su propia vida, cuerpo y emociones. La autonomía es un principio básico que en todos los programas de educación se expresa, aunque luego en la práctica no se practique porque los mismos que lo enseñan no lo tienen integrado. El ejemplo es el mejor maestro, con pocas palabras lo dice todo.

HÁBITO 10.
COME BIEN Y TE QUERRÁS MEJOR

Si sabes elegir el coche más adecuado a tus necesidades o la vivienda más apropiada o el mejor colegio para tus hijos, puedes también decidir la mejor manera de quererte bien comiendo.

Si vivimos en una sociedad en la que tenemos la suerte de tener acceso a todo tipo de alimentos variados y frescos cómo es que los niños y jóvenes tienen hábitos pocos saludables con la comida. Hay unas cuantas reglas básicas en la nutrición, sencillas y fáciles de mantener, que son comer tres veces al día, productos naturales y no manufacturados. En los procesos de manufacturación se pierden los sabores y los nutrientes de los alimentos, además de añadir estabilizantes y conservantes que perjudican la salud. Igual ocurre con los alimentos transgénicos. En resumen, y siempre evitando obsesionarse o preocuparse en exceso, una buena alimentación se mantiene muy próxima a los productos naturales y de elaboración casera. Comer bien es bastante sencillo con la información básica de nutricionistas y especialistas, sin tener que realizar cambios radicales en la dieta. Estas reglas, serían suficientes para mantener un nivel de dieta saludable. Sin embargo, la oferta de dietas milagrosas o dietas alternativas es grande. Las personas que empiezan a investigar en la alimentación como medio para hacer cambios, descubren muchas ofertas, todas bien argumentadas y probadas. Las dietas vegetarianas, las del grupo sanguíneo, la macrobiótica, las disociadas, la ortomolecular, la crudívora, o los famosos ayunos con sirope de sabia. Personalmente he comprobado que no todas sirven a todas las personas, y pueden causar desequilibrios importantes en el organismo. Lo más importante es conocer que un cambio drástico en tus hábitos que contraviene tus gustos y doblega en exceso tu inclinación natural puede enfermarte física y psicológicamente. Un ejemplo iluminador lo tenemos en la dieta de los esquimales. En directoalpaladar.com, explican con claridad la paradoja de esta dieta ancestral que desafía el tema de la nutrición ideal, no comen verduras, ni frutas, ni beben dos litros de agua al día. Al contrario, el 75% de su alimentación son grasas y sin embargo no padecen de las enfermedades que aquejan a gran parte de la población mundial. Los esquimales que se han occidentalizado en sus costumbres nutritivas empiezan a tener problemas cardiovasculares, de obesidad y caries. Su sabiduría dietética ancestral ya les dice la manera de combinar los alimentos para obtener los nutrientes que necesitan, además que la calidad de sus alimentos dista mucho de los que consumimos en occidente.

Adinkarela, autora del libro SOY YO, dice: "para un momento, respira profundamente y reflexiona para recargarte con energía vital, y después poco a poco podrás empezar a cocinar. La comida fácil de preparar, envasada, tiene su parte negativa por ser destructora de la salud, y necesitas más de 30 horas para su digestión. Además, la persona que la ha elaborado lo hace poniendo la energía de sus estados de ánimo negativos. Mejor prepárala con tus manos elaborando todos los ingredientes para darles tu sabor, amor y paz. Comer bien no es sólo poner los mejores productos en tu mesa sino la actitud con los que se elaboran y cómo los tomas. Podéis buscar en vuestras experiencias culinarias momentos y comidas muy buenas y de calidad pero en un ambiente de estrés y malestar. O al revés, muy sencillo pero tomado en un contexto de felicidad y armonía. No es una tontería ni argucia psicológica o de la nueva era, es una experiencia objetiva y demostrable. Para fortalecer este argumento a los que no se han dado cuenta de estas diferencias pueden buscar informaciones del escritor y ensayista Masaru Emoto en su libro MENSAJES DEL AGUA, donde demuestra que los pensamientos cambian las formas de las moléculas del agua. Tiene un experimento muy clarificador y sorprendente donde pone en dos tarros arroz, en uno escribe la palabra odio y en el otro amor. El primero en pocos días se corrompe mientras que en donde pone amor se mantiene fresco más tiempo. Los pensamientos son creativos.

HÁBITO 11.
PIDE AYUDA CUANDO VEAS QUE EN TUS PLATOS PREFERIDOS NO SE RESUELVEN TUS PROBLEMAS

Recurrir a la comida, como en otras adicciones, proporciona cierta sensación de autonomía para resolver tus propias necesidades. Aunque las relaciones dependientes no sean lo mejor, pedir ayuda durante un tiempo es necesario hasta recuperar la verdadera independencia y confianza en ti mismo. La relación de ayuda terapéutica en manos de un psicólogo, Coach, counselor y personas entrenadas en el arte de acompañar en el cambio a los demás, es muy importante. La ayuda de un profesional puede acabar con mucho sufrimiento. Te sientes acompañado y en esa relación puedes abocar de manera segura los sentimientos y pensamientos que no te atreves a reconocer. Hay muchas personas que dicen que al tener amigos ya resuelve esa necesidad de confidencialidad y otras hablan, tal vez irónicamente, no sé, que para confesarse, mejor se dirigen a un sacerdote. Es necesario explicar al que duda o desconoce la ayuda psicológica, que un profesional especializado te acompaña con el arte terapéutico y la estrategia necesaria que le permite valorar la situación para tu salud y equilibrio emocional-mental. El acompañamiento terapéutico perfecto es el que mantiene el interés por la solución de los problemas planteados y te conduce hasta hallarla, preparándote en el camino hasta que eres capaz de afrontarla con éxito. Lo que más agradecen las personas que acuden para recibir terapia, es la experiencia que les proporciona reconocerse a sí mismos, con la visión y directrices del terapeuta que les ayuda. El autorreconocimiento proporciona una experiencia emocional y corporal que despierta la conciencia y con ella se modifica la conducta que aportará la solución buscada. El autorreconocimiento es salir del anonimato, volviendo la mirada hacia tu Ser, muy importante para desarrollar la autoestima y la dignidad de habitarte a ti mismo y en tu propio cuerpo. Cada ser es único y se merece ser reconocido por eso. Eric Fromm en su libro EL ARTE DE AMAR, dice que para amar hay que reconocer y conocer al amado. No hay nada que pueda sustituir el amor, el respeto y la valoración hacia uno mismo. En realidad, si tenemos conflictos de amor y desamor en nuestras vidas es porque la relación más importante, la que tienes contigo mismo, no está bien resuelta. Si no te ves, no te miras, o no te reconoces puedes caer en la trampa de la comida (Las prisiones de la comida, Giorgio Nardone, Cuando la comida sustituye el amor Geneen Roth) para llenar tu cuerpo deshabitado de ti misma. El desequilibrio alimentario no siempre tiene que ser tratado como un problema crónico o una enfermedad. Normalmente, es un síntoma que se puede subsanar y hacer remitir totalmente con las estrategias adecuadas para cada persona. En el prólogo del libro MAS ALLÁ DE LA ANOREXIA Y LA BULIMIA, de Giorgio Nardone se cita a Voltaire así: *"El hambre es el principio del dolor que invita a alimentarnos; el aburrimiento, un dolor que nos obliga a dedicarnos a cualquier actividad; el amor, una necesidad que si no se satisface llega a ser dolorosa. Cualquier tipo de exceso es pernicioso: tanto en la abstinencia como en la gula, tanto en la economía como en la libertad.*" Aprender a cubrir cada necesidad o a calmar cada dolor adecuadamente, es básico para sentirse satisfecho con la vida. De la misma manera que aprender a tolerar la frustración o a aceptar cuando no es posible responder a todas las necesidades ni a calmar todos los dolores, es también necesario para estar bien ubicado en la realidad, lo que en psicología se le llama tener un nivel sano de tolerancia a la frustración. Vivir es un ejercicio permanente de equilibrio entre opuestos en los que se valora como negativos los que causan dolor y como positivos los que proporcionan placer. Cuando el placer se encuentra en comportamientos y actitudes destructivas para uno mismo o para los demás hay un problema a tratar. Y cuando no se encuentra la forma de aliviar el dolor físico, mental o emocional, también. Entre el positivo y el negativo está la opción neutra, que no existe en un organismo sano. La neutralidad por insensibilidad, indiferencia o negación de la realidad se puede adoptar como solución de la misma manera que se toma una pastilla de valium. En vez de tomar el valium de la neutralidad hay que encontrar el tan anhelado equilibrio. El equilibrio, es fluir sin anclarse en extremos, tanto sirve para viajar en las tormentas como en la quietud, es adaptación sin perder de vista el rumbo. Algo que he detectado en muchos de los casos con problemas de alimentación, es la lucha encarnizada en la que entras contigo misma. Todo empieza por querer cambiar algo de ti que no te gusta y después siguen las disciplinas de las dietas y el ejercicio físico. Para seguir con las críticas y el rechazo hacia el cuerpo que no se somete y que se resiste a ser como queremos. Para mejorar el estado de tu cuerpo, lo más importante es tener cuidado en no perder el equilibrio mental y ofrecerle en el proceso cariño, reconocimiento y aceptación. En el libro de MUJERES QUE CORREN CON LOS LOBOS, la autora dice: "en el cuerpo no hay un tiene que ser", tiene que ser de esta manera o de otra, porque éstos son pensamientos, creencias y dogmas que encadenan el espíritu libre, espontáneo y natural de tu cuerpo que en realidad es un maravilloso vehículo de expresión del Ser. Si lo maltratas y obligas no es de extrañar que tengas dificultades en las relaciones afectivas, deja de ser natural, de expresarse con autoestima y libremente. Las cadenas, corazas y corsés no permiten sentir la suavidad, la dulzura, y el cariño que mereces y necesitas. El profesor Giorgio Nardone se refiere a algunas pacientes con bulimia como alcachofas de corazón tierno, un trastorno alimentario con origen en una mala gestión de las emociones y de los afectos. No son todos los casos consecuencia de una mala gestión del amor, porque hay muchas jóvenes de familias estructuradas sin grandes fracturas que empiezan a manifestar estos desórdenes, seguramente consecuencia de modelos establecidos en su entorno social o cultural al que pretenden imitar, saliendo de sí mismas y de su realidad para entrar en otro ideal inalcanzable. En cuyo caso ya tenemos preparado el terreno para desarrollar comportamientos de abstinencia alimentaria severa o descontrolada. Existen datos alarmantes sobre estos casos, en EE UU la anorexia supone la tercera enfermedad crónica más frecuente entre mujeres adolescentes. Según la revista "DiscoverySalud" en el 2014 se detectaron 80.000 nuevos casos en España. La prevención de este trastorno psicológico está dentro de las familias, que no deben tener miedo en educar a las hijas en los límites de una autoestima sana, basada en valores internos y desarrollo de los mismos, aunque para ello se deba confrontar y contener con firmeza, claridad y amor las presiones de las modas caprichosas.

HÁBITO 12.
¡COME LO QUE NECESITES! ¡SIENTE LIBREMENTE! Y ¡SE UNA EXPRESIÓN GENUINA DE TI MISM@! ¡FLUYE!

Cuando no te veas cumpliendo estos requisitos sabrás por qué tienes dificultades para adelgazar. Este último hábito es la base del trabajo terapéutico que realizamos en mi gabinete y en los grupos de apoyo. Ellos han permitido que muchas personas equilibraran su peso, potenciaran su autoestima, alegría y paz emocional. Fluir es una expresión muy utilizada, recomendada y poco practicada en los movimientos de crecimiento personal. Creo que se malinterpreta cuando no se ha experimentado suficientemente. En el libro FLOW de Mihaly Csikszentmihalyi, lo define como un estado de total implicación en una tarea, mientras está en curso. Es un estado de atención y conexión con el presente, aquí y ahora. No hay expectativas que pertenecen al futuro. Creo que la idea de fluir se interpreta mal porque en la práctica se convierte en una falta de compromiso, implicación y responsabilidad sobre las acciones. Cuando fluyes, estás tú mismo como protagonista de la acción y de la intención. Eres consciente, estás despierto y atento, disfrutando y participando de la acción.

¿Qué significa fluir en el acto de alimentarse?, significa estar atento a las necesidades de tu cuerpo sin criticarte ni juzgarte en exceso, significa no imponer hábitos o costumbres que se alejen demasiado de tu naturaleza y manera de ser. Significa disfrutar mucho y a la vez cuidar la salud. También ser genuino y no dejar que te perviertan con ideales de belleza o alimentación, que son en definitiva, ideales y no realidades. Ser genuino significa aceptar la diferencia en todo, corporal, intelectual y filosófica. Cada uno expresa la vida de manera diferente, en sus formas y maneras. Descubrirte y descubrir cuál es tu manera te devuelve la fuerza creadora que tienes en tu interior, te devuelve libertad, autoestima y dignidad. Salir del prototipo de mujer u hombre robotizado. ¿Os habéis fijado como las cirugías faciales quitan identidad y personalidad a las personas que se someten a ellas? Lo mismo pasa con el culturismo. E igual que con los cuerpos, a las mentes también se les somete a programas y comportamientos, creencias que no se han reflexionado, meditado y valorado su sentido y consecuencias.

EJERCICIOS PARA PRACTICAR LOS 12 HÁBITOS

Estos ejercicios te ayudarán a tener una buena relación contigo misma y con la comida. Es muy importante que antes de empezar con el primero describas en una libreta qué sientes, piensas y haces en este momento sobre tu cuerpo y sobre cómo lo alimentas. Después de describirlo puntúalo del 1 al 10, siendo la nota más baja una valoración negativa y la más alta positiva. Cada hábito se trabajará durante una semana y al finalizar las 12 semanas volverás a describir cómo te sientes, qué piensas y qué haces en relación a tu cuerpo, la comida y otras valoraciones que consideres interesantes.

Hábito 1º: "Cuida tu cuerpo, es el único que tienes." Elige 7 acciones para cada día de la semana que representen para ti ofrecer un cuidado extra para tu cuerpo. Debe ser diferente de lo habitual, y muy asequibles.

Hábito 2º: "Habla bien de ti mism@." Para integrar este hábito primero tienes que darte cuenta de aquellos pensamientos y palabras negativas que tienes hacia ti misma. Haz una lista de ellos. Transfórmalos en decretos positivos para cada día. Como es importante que sean creíbles escríbelos en una fórmula de intención. Por ejemplo si es habitual expresar o pensar que eres "gordita" y que por esa razón tu imagen es desagradable. Puedes reconstruir el pensamiento afirmando que "aunque me gustaría estar más delgada me siento atractiva".

Hábito 3º: "Come hasta sentirte saciado". En esta semana y para practicar este hábito sólo tienes que observar y anotar las veces en las que te levantas con hambre de la mesa, así como las que sientes que has ingerido después de haberte sentido ya suficientemente saciado.

Hábito 4º: No comas la tele mientras miras la comida o ¿es al revés? En esta semana se trata de practicar la atención al momento de comer. El olor, el sabor, masticar lo suficiente, darte el tiempo necesario y sobre todo evitar emociones intensas en el tiempo que dedicas a la comida.

Hábito 5º: "Date tiempo para comer". Como mínimo 40 minutos, sobre todo en tu comida más importante del día.

Hábito 6º: "Disfruta de lo que tienes todo lo que puedas." Para este hábito haz una lista de todas aquellas cosas que te parecen especiales en tu vida, familia, ciudad, trabajo, clima. Cada día tendrás un gesto de gratitud hacia esas maravillas de tu mundo.

Hábito 7º: "Intenta compartir con un amigo antes de hacerlo con la comida". Organiza encuentros con los amigos para esta semana. El mínimo es de dos. No hay máximo.

Hábito 8º: Cuando te encuentres en medio de un atracón, sólo pregúntate ¿cómo he llegado hasta aquí? Para esta semana si tienes historias de atracones escríbelas e intenta explicar cuál fue la razón para que se desencadenara el vendaval. Sirve un pensamiento o un recuerdo de un malestar.

Hábito 9º: "busca soluciones nuevas a los problemas de siempre". Seguro que tienes estrategias repetidas y no te has dado cuenta. Descubre cuáles son y toma nota cada día de ellas.

Hábito 10º: "Come bien y te querrás aún mejor". Para esta semana tendrás que cambiar un poco tu elección de los alimentos porque en cada comida incorporarás una mejora de calidad y de sabor. También sirve mejorar el contexto.

Hábito 11º: "Pide ayuda cuando veas que en tus platos preferidos no se resuelven tus problemas." Hay situaciones que se resuelven con mucha facilidad cuando pedimos ayuda. Prepara dos situaciones en las que intuyes que pidiendo ayuda podrás resolverlas.

Hábito 12º: ¡come lo que necesites!, ¡siente libremente!, ¡sé una expresión genuina de ti mismo!, ¡fluye! Fluir es espontáneo y no se puede programar. Pero si te puedes preparar para que sea posible, natural y genuino. Haz todos los días algo que te guste y que normalmente pospones.

SISTEMAS DE ALIMENTACIÓN FAMILIAR

Las familias que tienen una buena salud en la mesa, disfrutan comiendo juntos, todo les parece bueno y suelen tener un amplio paladar para degustar la buena comida hecha con amor, difícilmente desarrollaran desequilibrios alimentarios en su entorno. Porque los niños aprenden muy bien de sus padres y familia, aquellas actividades que les hace felices a todos. En mi familia tanto mi marido como yo disfrutábamos de la buena cocina en casa y en restaurantes. Nos encantaba probar las cocinas exóticas, las tradicionales, hacer viajes gastronómicos. No nos importaba si era vegetariano, macrobiótico o hindú. Lo que nos interesaba era la experiencia de los sabores porque la calidad culinaria nos proporcionaba una gran cantidad de buenos momentos. Mi hija aprendió esa capacidad del disfrute gustativo y de comer bien, sin manías. Recuerdo una vez, ella tenía siete años, que nos fuimos a comer a un restaurante de la calle Balmes en Barcelona. Íbamos con unos amigos y le leímos la carta para que decidiera que quería comer, dijo, "vull cargols", a nosotros nos parecía normal porque los habíamos comido de mil maneras, pero a nuestros amigos les llamó enormemente la atención. Nos dimos cuenta que "caracoles" no es un plato habitual para que lo elija una niña de su edad que suelen comer macarrones, carne rebozada, patatas fritas y el pescado que aceptan es el congelado rebozado del que no se distingue si es croqueta, lomito de pescado o surimi. Por supuesto que las frutas y verduras sólo las ven en fotografías. Los talleres de cocina con amor para niños de todas las edades son muy valiosos para que nuestros niños crezcan saludables y felices sin conflictos con las necesidades biológicas y emocionales.

La lactancia materna, primer alimento.

Las teorías acerca de la lactancia materna han ido fluctuando según va cambiando la sociedad. Siempre se ha sabido el gran valor de la leche materna para la salud del recién nacido, aunque en los 70 y 80 con la incorporación de la mujer en el mundo laboral y la medicalización del parto se crearon leches sustitutorias a la materna. Los médicos las recomendaban tanto o más que la natural. Desde 1990 la OMS y otros organismos aconsejan amamantar durante los seis primeros meses del bebé. Pero la cuestión a tratar aquí es cómo afecta en nuestra vida los primeros meses de alimentación sea natural o artificial. El primer acto de nutrición deja una huella en la memoria psicobiológica del bebé. Aunque nuestros ancestros se alimentaron con leche materna podemos afirmar que no gozaron de mejor salud. En el siglo XIX las nodrizas se encargaban de esta labor entre la burguesía, así como en aquellos casos que la madre no podía amamantar a sus hijos. Con esto vuelvo al principio de que no es lo que se hace sino cómo se hace lo que marca una diferencia entre la salud y la enfermedad. Garantizar una alimentación donde la madre y el bebé estén tranquilos, felices y en armonía genera salud en ambos. He visto muchas madres amamantar estresadas por mil razones, esta mala vivencia se transmite a los niños sin duda, dejando una huella emocional negativa vinculada a sus madres y a la nutrición. No es mi empeño culpabilizar a las mamás que se vieron en esas circunstancias sin saberlo o poderlo evitar sino hacer hincapié en que toda actividad humana que se desarrolle con el respeto, el afecto y el equilibrio adecuados potencia el bienestar y la salud del cuerpo. En Pedagogía estudiamos cómo el vínculo afectivo estimula el aprendizaje compensando déficits psicobiológicos en los niños y adolescentes, es la teoría del apego que ha dado un salto en las ciencias de la educación y pedagogía. Si la madre no puede estar presente por enfermedad, trabajo o mil cosas de la vida, el bebé puede encontrar afecto y seguridad en otra persona que lo ame mientras lo alimenta. Hay huellas determinantes en el desarrollo de la vida de un ser humano, pero no imborrables. Con la renovada asunción de la lactancia materna como pilar de crecimiento sano para los niños he observado madres angustiadas, por hacerlo mal, por no poderlo hacer y obsesionadas por tener a sus niños cuanto más tiempo posible enganchados a su pecho en cualquier situación y contexto. Como siempre el equilibrio es la medida de lo correcto. La medida hace bueno o nefasto el mejor de los medicamentos. Cuando empezamos a ser más autónomos con la alimentación, comemos solos en casa o en la escuela el disfrute de satisfacer nuestras necesidades biológicas, saciar el hambre, y otras necesidades sociales como encontrarnos con nuestros compañeros del comedor familiar o escolar puede resultar muy satisfactorio o lo contrario. Como decía al inicio del capítulo proporcionar buenas experiencias en este contexto garantiza la salud de las conductas alimentarias. Les diría a los comedores escolares que tuvieran en cuenta el principio de la tranquilidad y alimentos de calidad en sus cocinas. Todo es educativo, los niños pueden aprender mucho de la cocina escolar y del valor de la salud si se come sanamente. En este contexto las familias también necesitan un poco de orientación para conocer los principios básicos de una alimentación equilibrada en un ambiente equilibrado. Entrando en la adolescencia además es muy importante tener en cuenta que los chicos empiezan a ver y seguir mitos de la música, de la moda, bloggers o youtoubers de éxito de difícil control para los padres y educadores. Si estos adolescentes tienen apegos y referentes fuertes y saludables en su entorno será más difícil quebrar su personalidad, pero si están confusos como lo suelen estar la mayoría de ellos hay que fortalecer sus criterios, corregir los errores del pasado y crear nuevos aprendizajes con experiencias emocionales que les proporcione confianza en ellos y ganas de desarrollar una voluntad clara de sacar lo mejor de sí mismos para ser felices y sentirse útiles en la vida. El mundo virtual y tecnológico de hoy los aleja de las experiencias reales y físicas con sus cuerpos son más pasivos. Esto hay que tenerlo en cuenta para que el enorme potencial de la adolescencia se reconduzca con vitalidad hacia un ser maduro, sano e independiente.

Enfermar o sanar con la comida.

Una terapia basada en principios homeopáticos y acupuntura que aprendí y practiqué en los 90 trabajaba con los pacientes el funcionamiento correcto de los sentidos y de ello se derivaba la salud o la enfermedad de los diferentes órganos del cuerpo. Un sentido del gusto saludable, que reconoce y discrimina de manera constructiva la comida, encajada en la realidad nutritiva de nuestros cuerpos, es una fuente de salud. Todo importa, desde dónde procede cada alimento hasta cómo y con qué actitud los cocinamos y nos alimentamos. Una vez más me encuentro con el sentido holístico de la salud desde diferentes perspectivas enfoques y tratamientos. El compromiso con nuestra salud tiene una referencia importante en la alimentación. No sé si os ha chocado como a mí que en los hospitales no se tenga en cuenta la alimentación correcta, adecuada y nutritiva. Gastamos millones de euros en tecnología sanitaria, farmacopea y formación, pero no en alimentación sana. La producción de alimentos se enfoca más como negocio que cómo necesidad de los seres humanos. Que sea negocio no es malo pero que la ganancia económica esté en detrimento de la salud de las personas es más que cuestionable. Veamos algunos datos sobre lo que hacemos con los alimentos. En un artículo del periódico EL MUNDO, agosto 2017, habla del uso excesivo de pesticidas, que afectan al ser humano creando sensibilidad química múltiple. En el feto de las embarazadas se detecta DDT en casi todos los casos. Los más perjudicados son los que están expuestos masivamente, que declaran enfermedades como la fibromialgia, Parkinson, y trastornos hormonales. Si hablamos de los transgénicos nos encontramos con los informes de Greenpeace que dice: *Suponen un **riesgo para la salud**: potencialmente pueden suponer nuevas alergias, aparición de nuevos tóxicos, disminución en la capacidad de fertilidad (en mamíferos alimentados con OMG), contaminación de alimentos, problemas en órganos internos, etc.*

A continuación, seguimos con algunos de los componentes de los refrescos habituales.

Benceno. En análisis de laboratorios de **bebidas carbonatadas se ha descubierto benceno.** El benceno es un subproducto de las emisiones de la quema de carbón y petróleo, que se sabe es un carcinógeno.

4-Metilimidazol (4-Mel). Este químico es el responsable de darle ese **color acaramelado** a las bebidas "**colorante caramelo**". Algunas ciudades estadounidenses han limitado el consumo de este ingrediente por causar cáncer de pulmón, hígado y leucemia.

Aceite vegetal bromado (BVO). Este ingrediente está relacionado con **pérdida de memoria, desordenes nerviosos y problemas en la piel** cuando se beben cantidades excesivas (más de 2 litros) de refresco con BVO.

Acesulfamo de potasio (Acesulfamo-k). Aunque se clasifica como un ingrediente aprobado para el consumo humano, ha sido relacionado con problemas en los riñones. Se sabe que **no es metabolizado por el cuerpo** y se excreta sin sufrir cambios. Es un ingrediente que se puede encontrar en chicles, gelatinas, yogures, dulces, mieles, postres congelados, aderezos y salsas.

Aspartame. Es otro **tipo de endulzante,** muy común en los refrescos de dieta. Se sabe que puede **causar mareos,**

migrañas y pérdida de la memoria. Además, investigaciones recientes han descubierto que el uso de endulzantes artificiales en bebidas dietéticas, promueven un aumento de peso en las personas que las consumen constantemente.

Ácido fosfórico. Para **potencializar el sabor** de los refrescos. También se utiliza porque retarda el **crecimiento de bacterias y hongos**. Algunos estudios científicos han ligado el consumo de ácido fosfórico con la incapacidad del cuerpo de utilizar calcio, ocasionando osteoporosis.

Ácido tartárico. Es un ácido orgánico que se encuentra de forma natural en varias plantas, **uvas, plátanos y tamarindos**. Es un ácido fuerte que puede causar varios **problemas dentales**.

Butirato de etilo. Es un químico que se utiliza para **aumentar el olor a jugo de naranja recién exprimido**. Al procesar el jugo de naranja, se coloca en contenedores de aluminio.

El motivo de esta información no es asustar, si no dar a **conocer los ingredientes químicos que consumimos** y de los que no tenemos ni idea. Espero que la próxima vez te detengas unos segundos a **leer las etiquetas de los refrescos,** jugos o bebidas carbonatadas que consumes. Podemos seguir hablando de las carnes procesadas como factor de riesgo para contraer cáncer y los metales pesados detectados en un número amplio de alimentos contaminados, tanto en productos de **origen vegetal** (cereales, arroz, trigo, raíces comestibles, setas, etc.) como en alimentos de **origen animal** (pescados, crustáceos, moluscos). El mercurio es uno de esos metales que se encuentran en grandes cantidades en pescados grandes, como el pez espada o el atún. Si seguimos investigando hay un largo y extenso etcétera de toxicidad en los alimentos conocidos pero incluso siendo prohibidos están presentes en los alimentos que consumimos a diario. La mayoría de nosotros nos preguntamos qué se puede comer si todo está envenenado y procesado. Algunas personas han decidido consumir sólo productos con sello Eco o Bio. Otras opciones minoritarias pero no por eso menos interesantes decidieron sólo comer los productos de los que se conoce su procedencia, sea de autoconsumo, sea de consumo local. Son opciones menos cómodas, pero más responsables para la propia salud y la de nuestra familia. Con estas opciones se frena el impacto de la toxicidad alimentaria pero no es siempre asequible a la mayoría de la población. Actuar en cualquier sentido es necesario y responsabilidad de todos. La publicidad si os fijáis vende comida rápida, barata, que esconde toneladas de azúcar y sal. Cocinar no es sinónimo de recalentar, este sistema afecta a tu salud y al medioambiente. Tú puedes decidir cocinar, consumir alimentos de calidad, sumarte a la pedagogía de los huertos, incluso en la ciudad. Detecta el maíz oculto, casi siempre es transgénico, también puedes consumir productos locales aunque sea un poco más caro tu salud lo merece. Lo importante es saber que puedes decidir, decide lo mejor para ti y para todo lo que amas.

Cómo se puede mitigar este impacto.

El estrés es un factor de riesgo en multitud de enfermedades, para el aparato digestivo, corazón, piel, y mentales por supuesto. Un organismo sin estrés es capaz de luchar con más fuerza contra enfermedades y agresiones externas al organismo. En un artículo de "El periódico ", dice que el estrés crónico puede desencadenar cáncer, lo dice en esta misma publicación el doctor Pere Gascón que ha demostrado que existe una estrecha relación entre la inflamación, el sistema nervioso y el tumor maligno. La doctora Odile Fernández, entrevistada en "La Vanguardia", relata su experiencia de superación de un cáncer con pronóstico de cinco años de vida. Ella combinó la meditación, la alimentación no cancerígena y la quimioterapia a la vez. A día de hoy ha sido dada de alta de esta enfermedad, pasados siete años del diagnóstico. Hay muchos testimonios similares que nos abren los ojos hacia el potencial curativo que todas las personas poseen. El potencial reconstructivo que te ofrece una nueva oportunidad en la vida. No lo sabemos todo como humanidad no hemos llegado a nuestro techo evolutivo, si es que existe, conocer y conocerse puede ser la mayor aventura de tu vida. Cada vez más aparecen especialistas que dicen que las dietas no funcionan. Es una evidencia con las dietas para adelgazar. Funcionan un tiempo y luego el organismo, la mente y las emociones se vuelven muy resistentes. Cuanto más insistes más efectos adversos ocasiona. Todo esto pasa porque no se apoya psicológicamente en el proceso. Nuestro organismo no es una máquina es un ser vivo que reacciona ante las emociones. Si te propones un plan de mejora personal y adelgazamiento recuerda que tu cuerpo es tu amigo, no abuses de él, ni le sometas a reglas que no puede cumplir, ni al abandono o el desprecio. Las emociones sanas desarrollan una actitud sana, constructiva y exitosa.

En resumen, todos tenemos una parte de responsabilidad que asumir en nuestra alimentación, como sociedad e individualmente. Alimentarse con equilibrio emocional y con productos saludables es de sentido común. En Argentina y Japón tienen los índices de trastornos alimentarios más altos, no he encontrado estudios sobre las causas de esta situación. Pero posiblemente tiene mayor incidencia en las sociedades occidentales donde los mitos estéticos imposibles de alcanzar calan las mentes de los jóvenes. Parecer ideal por encima de estar sano y normas rígidas por encima del equilibrio natural de las personas, es un culto al narcisismo enfermizo. La paradoja de la vida es que volver a la sencillez es muy complicado. Requiere despojarse de conceptos y creencias heredadas o impuestos, con voluntad y determinación para ser feliz, estar en equilibrio y desencadenar un efecto constructivo y beneficioso para todos.

Cómo afecta la relación con la madre en la conducta alimentaria.

Creo que la enigmática afirmación de la prologuista de mi libro merece una explicación también psicológica según algunos estudios de los que haré mención más abajo. Lo mejor de todo es encontrar soluciones a este problema que destruye la vida de tantas personas desde que se empezó a diagnosticar en los años 70. La peor de las pesadillas para la mitad de las mujeres, según una encuesta de la revista norteamericana Health, sería ir a comprar un traje de baño acompañadas por su madre. Más aún, un tercio de las encuestadas apunta que su aversión a la báscula deriva de que, todavía hoy, sus madres las hacen sentirse incómodas con su peso, y un 57% de quienes batallan con los kilos de más asegura que, en su niñez, su familia las presionó para hacer dieta. De hecho, cada vez es más común que, cuando se habla de los trastornos de alimentación, se haga referencia a la infancia y a un problema de comunicación madre-hija. Pero, en opinión de Victoria Cadarso, psicoterapeuta y autora de "Las emociones, ¿engordan o adelgazan?" (Ed. Palmyra), "en realidad, se trata de un conflicto con la figura nutritiva, que es con quien se vincula el bebé, y que tradicionalmente ha estado representada por la madre". Pero ¿por qué tienen peso mayor sobre las hijas que sobre los hijos? "La madre es la influencia más importante en la vida de una mujer. Mientras, al hacerse mayores, los varones tienden a identificarse con los padres, las chicas lo hacen con las madres, y es un cuerpo a cuerpo muy intenso", explica Mariela Michelena, psicoanalista y autora de "Mujeres malqueridas". Con ella coincide Cadarso, quien añade que, desde el nacimiento, a las niñas se las trata de forma diferente: "Se les pide mayor cuidado con la comida, es un condicionante social. Y las madres pueden transferirles, de manera consciente o inconsciente, su propia problemática". Comentarios del tipo "ten cuidado con lo que comes", dichos con la mejor intención, pueden tener un tremendo impacto. Uno de esos comentarios marcó la vida de la escritora Joanna Chakarian, quien hace unos años publicó en The Washington Post un controvertido artículo en el que responsabilizaba a su madre de su bulimia: "Cuando tenía 20 años y un peso normal, me dijo: Estarías genial y serías más feliz si perdieras siete kilos. Su consejo se me clavó: durante tres años, batallé con la comida, dándome atracones y vomitando". El camino hacia su recuperación fue duro y, a día de hoy, asegura que aquel bienintencionado consejo todavía la acompaña.

En el otro extremo del péndulo de los trastornos de alimentación tenemos el ejemplo de Isabelle Caro, la modelo anoréxica que protagonizó en 2007 unas de las más polémicas campañas de Oliviero Toscani. Su madre, trastornada cuando su pareja la abandonó, convirtió en un calvario la vida de la pequeña Isabelle: quería que nunca creciera y dejase de ser una niña. "Mi vida junto a mi madre ha sido un infierno. A los 12 años comencé a reducir las raciones. Temía que dejara de quererme". La modelo falleció en 2010, a los 28 años, cuando pesaba apenas 30 kilos. Su madre se suicidó dos meses después. "Los desórdenes alimentarios son una manifestación de la guerra de deseos que existe en el vínculo madre-hija –explica la terapeuta Laura Gutman, autora de "La revolución de las madres"–. Si somos muy jóvenes y anhelamos diferenciarnos del deseo de nuestra madre, es posible hacerlo rechazando la comida. Ser capaces de decir "no", no tener hambre, no necesitar del otro es el trofeo alcanzado. Eso se llama anorexia. Hemos ganado la batalla. En cambio, si nos derrumbamos ante el atracón, es decir, si gana el deseo del otro (la madre, el alimento), hemos perdido la batalla. Eso se llama bulimia. El problema no reside en el acto de comer o de no hacerlo, sino en la distancia afectiva que la madre ha establecido desde tiempos remotos respecto a su hija". Pero no hace falta llegar hasta los cuadros extremos: hay un sinfín de conductas alimentarias que, sin llegar a tener la consideración clínica de "trastorno", llenan de culpa e insatisfacción el día a día de muchas mujeres. Y, detrás de esas conductas, no es infrecuente que se esconda una relación conflictiva con la madre. "Si ella es muy pesada con este tema o si repite comentarios del tipo "no comas esto que vas a engordar y no te quedará bien la ropa", se puede producir una reacción de la adolescente, tanto en el sentido de restringir los alimentos o de todo lo contrario –advierte Silvia Álava, directora del área infantil del Centro de Psicología Álava-Reyes–. Puede creérselo hasta el punto de que deje de comer o puede hacerlo sin control y no parar aun cuando ya esté saciada". Los expertos coinciden en la necesidad de que, más allá de poner una dieta, se indague en los conflictos que llevan a una mujer a tener problemas de peso, con su imagen y con la comida. "Lo importante no es qué comes, sino qué es lo que te hace comer –asegura Victoria Cadarso–. Se hace por ansiedad, y la ansiedad es la sensación de pérdida de control. Y casi siempre tiene que ver con las relaciones que tenemos con las figuras a las que nos apegamos". De este modo, la comida se convierte en una vía de escape, del mismo modo que la bebida, el sexo, el juego. Pero mucho más fácil, porque está a nuestro alcance y no está penalizada socialmente. Esa forma de canalización de la ansiedad, continúa Cadarso, "viene dada por problemas en las relaciones, especialmente con nuestra madre, porque es a la que más le exigimos. De alguna manera, pensamos que debe ser perfecta, suplir todas nuestras necesidades, que nos entienda en todo. Es un arquetipo al que ninguna puede llegar. Y muchas veces desviamos hacia la comida ese malestar que sentimos con la madre". Aunque Cadarso insiste en que "es una generalización: al final, estas conductas tienen que ver con cómo me siento yo en relación con las personas importantes de mi vida. La comida siempre es una manifestación de temas no resueltos". Y suele haber un patrón que se repite: la relación con la madre tiene que ver con cómo manejas la ansiedad; la ansiedad con cómo manejas tus relaciones y estas, a su vez, con cómo se iniciaron. Dado que hay que remontarse a la primerísima infancia, con el alimento al bebé, gran parte de todo ese mar de fondo queda grabado. "Siempre supe, de forma inconsciente, que en la comida tenía una arma muy poderosa —recuerda Silvia, de 43 años—. Si decidía no comer, yo sabía que tenía a mi madre desesperada y haciéndome caso, preocupándose todo el rato por mí, dedicándome tiempo. Y, más adelante, lo hice en sentido inverso: comía y comía para que se enfadara. He estado durante años metida en una rueda de autodestrucción con la comida y ahora, después de pasar por terapia, entiendo que ha sido para mí un medio para llamar la atención, una forma de pedir ayuda y de castigar". Un testimonio diferente es el de Carmen, de 36 años: "Mi madre viajaba mucho y, como yo me cogía una rabieta cuando me decía que se iba a ir, decidió no avisarme con antelación. Así que yo volvía a casa del colegio y me encontraba con que ella no estaba, pero sí una bolsa enorme de chuches y de mis dulces favoritos. Los devoraba inmediatamente. Cuando regresaba, ella me hacía mis platos favoritos. Así fui asociando ansiedad, felicidad, frustración, alegría, amor… a la comida. Y no es fácil romper ese vínculo". Durante la prepubertad, en las niñas influye muchísimo el tipo de alimentación materna: "Hay madres muy delgadas que presionan a sus hijas para que coman, pero ellas las ven tan delgadas, tan ideales, que quieren imitarlas; otras, perciben a sus madres siempre insatisfechas con su peso y con su cuerpo, saltándose continuamente las dietas… A esa edad, esos modelos tienen una enorme fuerza, por eso hay que intentar reforzar en positivo. Si la madre tiene una relación saludable con la comida, aunque tenga unos kilos de más, no le transmitirá malestar a su hija".

El amorcomida.

Los conflictos en torno a la comida son una forma de expresar el "hambre de amor" que una mujer tiene hacia sí misma. Una sensación que no fue resuelta en la infancia de forma adecuada en relación a su madre, que es el primer amor de todos los humanos. Cuando una mujer adulta tiene una relación conflictiva con la comida, está atada a una madre con la que se sigue peleando inconscientemente. El alimento nunca es solo recetas e ingredientes, sino también el vehículo a través del cual recibimos la nutrición afectiva que proviene de la persona que nos cuida. Desde el principio de nuestra vida, el alimento material se trenza con el afectivo de tal modo que, si falta este último, se puede llegar a morir. Algo que se expresa en la anorexia y que le sucedió a Isabel Caro, la modelo que murió a los 28 años y que afirmaba que temía que su madre la dejara de querer. La figura materna, en este caso extremo, no había conseguido dirigir a la hija el amor necesario para que deseara vivir. La madre filtra a su hija, junto con la comida, su angustia, su impaciencia, su exigencia o su placer. Le transmite inconscientemente su historia emocional y la relación que tuvo con su propia madre. Toda madre imagina a su hija según sus deseos, pero tendrá que aceptar que será diferente. Toda niña fantasea con una madre poderosa que, sin embargo, la decepcionará porque es un ser humano, con defectos. La menor tendrá que resolver el conflicto entre estar apegada a su madre y querer ser como ella y rechazarla porque desea ser distinta. Algo que puede expresarse en darse atracones o rechazar el alimento porque este viene de la madre y desea separarse de ella. La hija tiene que resolver un dilema: ¿cómo convertirse en una mujer con deseos propios y desprenderse de la madre? Comer demasiado o no comer nada puede ser un intento de buscar una solución somática a una tensión interna. Entonces aparecen síntomas (inapetencia, atracones, compulsiones, obesidad, anorexia o bulimia) que pueden ser un intento de restaurar un interior dañado. Síntomas que se resuelven cuando una elaboración psicológica desentraña los conflictos inconscientes que los promueven.

DEJA DE PELEARTE CON LA VIDA POR ESOS 5 KILOS QUE TE SOBRAN.

¿Te has planteado alguna vez que la vida es una contingencia por la que hay que pasar te guste o no? Esta es la realidad y la mejor filosofía de vida, si aún no tienes ninguna, que es la de vivir para mejorarte a ti mismo y por ende a tu entorno. El alcance de esta creencia irá ampliándose en la medida que vayas cambiando y desarrollándote. Es posible que estés convencida de que si te liberas de esos malditos cinco quilos mejorará mucho tu calidad de vida, por eso insistes tanto y llevas toda la vida con esta batalla. Sin embargo, no está tan claro que eso mejore la vida en tu entorno. Escucho tu mente diciéndome, pero en realidad si me libero de este peso estaré de mejor humor y así nadie tendrá que soportar mis enfados porque no me veo bien frente al espejo. Es mejor que empieces por cambiar el enfoque de tus preocupaciones y de mejorar con independencia de tus 5 quilos. Porque no te engañes, esos cinco quilos sólo te tienen distraída de la vida y de otras necesidades personales vitales de las que aún no te has dado cuenta. Te explicaré con un ejemplo cómo te pasa esto. Tienes una relación de pareja en donde no te sientes plenamente querida, deseada o valorada. Te falta algo en tu relación y decides que debe ser porque estás un poco gordita, poco atractiva y deseable. Ya sabes lo que creo, que te equivocas de cabo a rabo. Pero por si lo sigues dudando échale un vistazo al libro del doctor Pierre Durkan, LOS HOMBRES LAS PREFIEREN CON CURVAS. Sobre este libro he encontrado este razonable resumen que os orientará sobre las causas y efectos del paradigma de la delgadez femenina: Las curvas de una mujer son una señal biología que expresa gran sexualidad. Desde tiempos antiguos las curvas de una mujer eran admiradas y apreciadas.

¿Pero, qué pasó? ¿En qué momento se empezó a entender que una mujer plana de adelante y de atrás era un símbolo sexual?

Los principales responsables, según de Dr. Pierre Dukan, son:

1) Los diseñadores. En el mundo del diseño una gran parte de los más prestigiados y famosos diseñadores tienen tendencias homosexuales, entonces ellos diseñan con una fuerte inclinación a sus tendencias sexuales y gustos. Han creado una mujer que está entre la curva femenina y la angulación masculina. "Vaciar a la mujer de su belleza, de su sustancia, de su sexo todo ello se exacerba en la atmósfera homosexual de los medios de alta costura".

2) Los periodistas, sobre todo aquellos de revistas femeninas. En Francia, hay miles de revistas que desde hace 15 años veneran a las mujeres sin curvas. Nadie ha comunicado jamás que las curvas "hay que amarlas", dice Pierre Dunkan.

3) La fabricación de las tallas. Todo lo moderno y lo nuevo está debajo de la talla 40, arriba de eso ya no hay nada.

4) El cine. Las mujeres con curvas que antes eran los símbolos sexuales, como Raquel Welch o Bo Derek, ahora son relegadas a películas de tipo erótico y los símbolos sexuales de hoy en día no tienen curvas. Por eso, debemos

preocuparnos porque cuando la cultura invade lo natural y la moda desequilibra lo biológico, ya no estamos en lo normal. Este famoso nutricionista aporta informaciones necesarias sobre este controvertido tema. Mientras escribo este libro voy investigando por Internet y buscando datos que apoyen este trabajo enfocado hacia la liberación emocional de las mujeres que están presas en los bucles de una baja autoestima y abandono de sí mismas. Mientras investigo, me doy cuenta de cómo ha cambiado el enfoque de este tema en los últimos 20 años. Cuando empecé a tratar con estas problemáticas de kilos de más y autoestima de menos no se había creado aún un estado de opinión generalizado. Algunas compañías como "Body Shop" lanzaron algo de publicidad al respecto en los 90. Pero todo quedaba en una reivindicación alternativa, intelectual y poco atractiva a la mirada de las jóvenes y mujeres que no acababan de estar a gusto con sus medidas. Ahora se ven cientos de fotos de las famosas "curvys", hombres famosos con sus orondas y contundentes esposas y mil argumentos científicos de por qué las curvas femeninas son naturales.

Salir con una mujer "rellenita" tiene más ventajas que desventajas.

Un estudio de la Universidad de Pittsburgh reveló que las mujeres con curvas tienen mejores resultados en las pruebas de inteligencia, a diferencia de las damas que no acumulan tanta grasa en sus cuerpos. Por otra parte, los expertos han comprobado que las mujeres con tallas extras son más asertivas a la hora de resolver un conflicto o manejar el estrés. Tal vez estas cualidades ayudaron a que famosos como Luis Miguel, Zac Efron y Pierce Brosnan, Hugh Jackman, Kenneth Branagh se enamoran de mujeres con algunos kilos de más. Quiero dejar claro que estos argumentos enfocados desde el deseo o gusto del hombre lo utilizo para desmontar un falso paradigma, una falsa lógica que no está basada en la naturaleza sino en el interés de algunos que influencian nuestras mentes. Porque nadie debe definir cómo deben ser los cuerpos en términos de intereses sexuales o cualquier manipulación desde la utilización del mismo sino que la definición del cuerpo humano siempre debe estar enmarcado en el equilibrio que aporta la salud y que ésta a su vez le da belleza y armonía al mismo. Entonces, ¿no te parece que esa relación con tu pareja y sobre todo contigo misma es la verdadera razón de tu malestar, ansiedad y baja autoestima? Tu cuerpo es un lugar donde debes sentirte a gusto y segura, y la salud mental y física serán los valores que medirán ese equilibrio. Las relaciones con los demás y todos los asuntos del mundo en el que vives, profesional, familiar, cultural, las manejarás mejor si estás bien instalada en tu identidad corporal. Es mejor dejar de pensar siempre lo mismo acerca de ti y de tu cuerpo expuesto a evaluaciones constantes e insatisfactorias y ponerte manos a la obra con lo que quieres, necesitas y puedes hacer para que el amor y el reconocimiento sean valores estables y autodefinidos.

HISTORIA DE LA BULIMIA.

La palabra bulimia procede del griego que significa "mucha hambre". Y el término médico de "bulimia nerviosa" fue nombrado y descrito por primera vez por el psiquiatra británico Gerald Russell en 1979. Muchas chicas de entonces empezaron a manifestar esos trastornos alimentarios después de un tiempo de estabilización social y económica tras la II Guerra Mundial. El progreso, la igualdad social y de la mujer, marcó un abismo cultural entre padres e hijos de este período. Los estereotipos femeninos cambian radicalmente sin parecerse en absoluto al de nuestras madres, abuelas de hoy. Una generación de mujeres delgadísimas, independientes, ambiciosas, cultas, universitarias y liberadas sexualmente, pero sin soltar parte de la tradición familiar. Muy rompedor sobre todo si no tienes modelos reales a quien imitar. Esa presión evolutiva pero rompedora con las raíces empezó a causar ansiedad, exigencia, y conflicto cultural que silenciosamente creaba descontrol mental o alimentario. La bulimia se caracteriza por ingestas compulsivas y ansiosas, culpabilización tras el atracón y ayunos sucesivos. La inseguridad emocional y otros referentes inapropiados han perpetuado este comportamiento en las generaciones actuales con otras problemáticas familiares y sociales. Otras conductas compensatorias al atracón son los vómitos y las purgas, laxantes, diuréticos o enemas.

Breve historia de una bulimia precoz.

Una chica de 15 años decide tomar una de las decisiones más importantes de su vida apoyada por sus padres que están dispuestos a colaborar en la financiación de una actividad entre dos de las propuestas por esta joven. Ella pidió que la matricularan en un curso de judo. Las artes marciales le encantaban, sabía que con esa técnica obtendría el control de su propia mente y cuerpo con una buena dosis de filosofía que la llevaría al equilibrio y la fuerza que necesitaba con mucha urgencia. En cualquier caso algo había que hacer para estar más presente en la vida. Adquirir valor o lo que ahora llamaríamos autoestima. Al mismo tiempo, como todas las adolescentes de todos los tiempos no estaba segura de ser físicamente atractiva, para estar en la moda de finales de los 70 tenía que ser más delgada. Era guapa, sin duda, a lo largo de su vida, especialmente en su infancia siempre habían resaltado su belleza, sus enormes y claros ojos azules, su abundante y rizada melena de color castaño claro, así como su temperamento tranquilo y pacífico que hacía las delicias de los mayores a los que procuraba no molestar con todo su esfuerzo y voluntad, ni crearles perturbación alguna en sus vidas de agitado trabajo y trajines cotidianos. Por lo tanto, teníamos una niña y joven casi perfecta y muy responsable en los estudios. ¿Qué más se podía pedir? La joven reconocía perfectamente que aún teniendo el universo familiar en calma, en su fuero interno cada vez rugía con más fuerza la necesidad de entrar en el mundo que le correspondía, de adolescente divertida, que experimentaría la libertad por primera vez relacionándose con otros jóvenes que le ayudarían a definirse a sí misma y al mundo. Ese entorno no le era muy accesible debido a su sistema familiar exageradamente protector, tradicional y nada sensibilizado a las necesidades de la hija adolescente que se estaba desarrollando en un ambiente totalmente diferente al que ellos tuvieron. Por un lado el país se lanzaba por fin a ejercer sus libertades democráticas, por otro su escolarización era de un nivel bastante alto en relación a la que ellos obtuvieron y por último vivíamos en una ciudad grande, activa y en las antípodas de la pequeña aldea del campo donde sus padres crecieron. Ella se sentía fidelizada a este entorno familiar porque les amaba y reconocía sus grandes sacrificios y esfuerzos en obtener una vida próspera para toda la familia. Pero por otro lado la vida de verdad, transcurría en la calle, una vida que le atraía poderosamente. El entorno que observaba y sus amigas le hablaban de experiencias que ella desconocía. Experiencias vibrantes, aventuras, no había aburrimiento ni tedio. Eran protagonistas de sus vidas, mi joven adolescente también lo necesitaba pero no sabía cómo hacerlo sin perturbar su entorno familiar, sin generar conflictos o discusiones, ya había visto bastante de eso en casa y había decidido evitar a toda costa situaciones que pudieran generar conflictos y dramas familiares. La vida que ella quería estaba fuera de su marco familiar, pero se sentía atrapada entre las protecciones que ella misma había decidido ofrecer y las que les eran impuestas. Así que en el punto en el que empieza esta historia ella pidió algo que le diera fuerza y seguridad pero también por otro lado pensó que sería muy bueno solucionar su pequeño sobrepeso para potenciar su atractivo adolescente. Resolviendo algo inadecuado en su imagen seguro que la integración en su entorno sería más fácil y su interacción con el mundo empezaría con todas las ventajas de éxito y de aceptación. Entonces existía un programa de adelgazamiento en el mercado que se llamaba "el peso ideal". Consistía en hacer una dieta de verduras y proteínas, donde todo se pesaba y prácticamente no se ingerían hidratos de carbono, un poco de pan por la mañana. También era muy importante, según decían ellos, asistir a las reuniones semanales para pesarse y celebrar cada quilo que se adelgazaba o para rectificar si te habías salido de la dieta. Pues en fin, nuestra adolescente decidió empe-

zar sus cambios apuntándose a este programa. Su madre la apoyaba y ayudaba cocinando comidas especiales, bajas en calorías y recetas diferentes que cada semana regalaban en los encuentros del programa de adelgazamiento. Empezó con mucha ilusión y entusiasmo, bajaba de peso fácilmente y en dos meses lucía una figura espectacular que le sentaba realmente bien. Estaba feliz y se parecía más al modelo de chica al que aspiraba. Sonreía más y sus gestos eran menos esquivos. Así acabó con éxito 2º de bachillerato para empezar un verano que con su imaginación proyectaba totalmente diferente gracias a su nueva imagen. Sin embargo, el tan anhelado período vacacional volvería a ser ese tiempo donde todas sus amigas se iban de vacaciones y ella se quedaba en casa con sus padres. Sin más ocio que la televisión, la escritura, la lectura y su música preferida. Por supuesto todo ello en solitario, ella había hecho un esfuerzo por cambiar algo, pero la vida en casa seguía siendo aburrida, muy limitada y poco estimulante. Se estaba preparando para relacionarse con autoestima con los chicos y chicas de su edad, no para seguir conviviendo con las mismas rutinas familiares. El aburrimiento y no haber cumplido con sus expectativas relacionales, aventuras y sueños adolescentes le hizo un poco difícil seguir manteniendo las restricciones dietéticas. Su madre que la había apoyado antes, ahora la juzgaba por recuperar el peso. Algo injusto e incongruente porque la madre también era un poquito rellenita y compulsiva en su manera de comer. Sin embargo, se lo exigía a nuestra adolescente, como si ésta fuera capaz de cumplir y de ser la mujer *ideal que a ella le hubiera gustado pero que no podía alcanzar. Ella, nuestra joven, empezó a experimentar como fracaso su maravilloso plan. No sólo eso sino también lo vivía con culpabilidad, porque no había estado a la altura de sus expectativas, además de la impotencia generada por no haber controlado sus impulsos, hambre o necesidad de satisfacer su paladar. Esta situación tan prosaica en apariencia, abrió la caja de Pandora de esta niña adolescente que procuraba controlar todo para ser la pieza que encajaba perfecta en el puzzle familiar. El relato hasta ahora parece un poco aburrido tal vez, pero en realidad la vida ardía dentro de ella que deseaba salir de esta cárcel que presionaba su mente y emociones. Pero cómo podía liberar esa vida interior sin crear un drama, sin decepcionar y sin causar dolor. Cómo atravesar el miedo a la pérdida de los pilares de su vida sin que eso generase una ruptura definitiva de los vínculos afectivos necesarios para sobrevivir. Ella sabía que eso podría pasar porque lo había vivido muy de cerca. No podría soportar en su joven existencia semejante pérdida de nuevo. Pérdida de la estabilidad, del amor de un ser muy cercano y querido y pérdida del sentido de su vida. Si tenía que seguir controlando su naturaleza lo seguiría haciendo y en sus sueños seguirá manteniendo viva la llama de la esperanza, porque algún día podría vivir la vida que verdaderamente deseaba. Con la dieta del peso ideal se creó una dinámica de múltiples intentos fallidos reemprendiéndola y volviéndola a dejar. Con cada abandono de las pautas dietéticas más peso recuperaba y peor se sentía. Lo que empezó siendo un remedio para la auto-*

estima se convirtió en un arma contra ella misma. Si hay algo que saben las chicas con descontrol en la alimentación es que los intentos fallidos les supone un fuerte ataque a su valoración personal y autoconcepto. Se fija esta dinámica de restricción dietética y descontrol dietético con tanta fuerza que no puedas dejar de hacerlo. Empiezan a no querer vestirse bien, a mirarse al espejo con mucha crítica y a odiarse por no ser quienes creen que deberían ser. La comida empezó a ser una obsesión para esta chica. En realidad siempre había disfrutado mucho comiendo. Además, su madre celebraba con mucha satisfacción lo bien que comía y lo gordita que había crecido. Así que comer bien era una manera de tener a la madre contenta. Ahora en la adolescencia para contentarla tenía que ser esbelta y controlada, sin embargo, no lo conseguía. Demasiadas restricciones para una adolescente soñadora e inteligente que veía que se le escapaba entre las manos una vida y unos años que no podría volver a recuperar. Cómo sobrevivir a tantas fuerzas contrapuestas. Las tensiones internas se manifestaron con los trastornos alimentarios. Con el tiempo empezó a planear ayunos, a planear como romper el ayuno. Satisfacer el hambre y el placer de comer era una forma simbólica de cumplir con los sueños que no parecían llegar nunca, de tener algo de control en la propia vida y de resolver tanta impotencia y desamor. Había días que había comido tanto, esto pasaba sobre todo el fin de semana, cuando no tenía la responsabilidad de ir al colegio, que no podía salir de casa. El dolor abdominal y la pesadez no le dejaban hacer otra cosa que esperar hasta que se pasaran estas sensaciones tan desagradables que vivía en su cuerpo. Por suerte no conocía el vómito como solución a este malestar, pero sí tomaba laxantes bastante potentes para sacar toda esa comida ingerida lo antes posible. Los ayunos puntuales a veces remediaban este malestar en su cuerpo, pero sobre todo trataba de no llamar la atención de sus familiares y que sus prácticas pareciesen de lo más normales. Por lo tanto, robaba comida por la noche, donde era capaz de comer grandes cantidades de comida sin ningún control ni límite. Cuanto menos dietético fuese el alimento mayor era la tentación. En navidad, cuando la despensa estaba a rebosar de dulces y de todo tipo de manjares suculentos y especiales era imposible no hacer excursiones nocturnas para robar la comida que no se podía tocar hasta que se celebrase la comida familiar. Era francamente humillante verse en esas situaciones recibiendo los reproches de la madre y esquivando su control para disfrutar de un atracón a escondidas. Hay una escena de la película Chocolat (año 2000) que se ve a Alfred Molina dándose un tremendo e irrefrenable atracón de chocolate en el escaparate de la tienda de Juliette Binoche, en su frenesí entregado al placer de comer chocolate se queda dormido para ser descubierto en la mañana por las vecinas del pueblo. Esta película narra de una manera amable y romántica el dolor que causa la represión del impulso vital, del amor y de la libertad, de la necesidad de disfrutar de los regalos de la vida, tal y como vienen, con libertad inclusiva y compartida. Un mundo ideal al que cualquier alma sana y sensible aspira. Y muy cercano al ideal de nuestra romántica adolescente, en las antípodas de su mundo familiar lleno de limitación y sin sueños. En la vida de todos los adolescentes del mundo la sexualidad empieza a tener un protagonismo acuciante. Los adolescentes sienten una enorme curiosidad a la vez que vergüenza por sentir ese anhelo de estar cerca de alguien que te atrae. Como la vergüenza de nuestra adolescente que se llenaba de comida y bloqueando así todos los impulsos de libertad, de sexualidad y de expresión del afecto. Esa vergüenza la obligaba a ocultar más aún sus atracones como también el deseo de controlarlos con dietas imposibles que funcionaban durante unos días nada más. Mantener ese equilibrio sin atentar contra los modos y costumbres familiares no parecía tener muchas alternativas. Las transgresiones eran cada vez más frecuentes aunque no tanto como para romper la trama afectiva pero a la vez muy debilitada por la falta de autenticidad y comunicación por todas las partes. Cualquier intento de comunicar se convertía en un melodrama. En el último curso de bachillerato con 17 años y sin estímulos familiares significativos, un poco alejada de los círculos a los que pertenecía y no le permitían acceder, los ataques bulímicos eran más fuertes. A la vez que sus pasiones más intensas también. Empezó a decepcionar a sus padres por no actuar con la perfección como lo había hecho siempre. Endurecieron algunas normas y no perdonaron alguna de las travesuras en las que se vio envuelta. Siempre bajo el lema "no esperaba eso de ti", "qué mala suerte han tenido estos padres con sus hijas ". Nuestra adolescente quiere agradar a todos, incluso a ella misma, pero no lo consi-

gue. La autoestima se verá muy mermada con la falta de refuerzo de su círculo protector. En función de la aceptación exterior e interior el comportamiento bulímico era más o menos intenso. Como veis se mantiene un sistema muy resistente durante años, completamente oculto. Cuando nuestra joven cursaba el segundo año de sus estudios universitarios decidió aventurarse de nuevo con una dieta de una doctora prestigiosa. Tomó pastillas, le pusieron infiltraciones y pasaba muchísima hambre. Pero estaba muy decidida. Como en otras ocasiones funcionó desde el primer mes. Se vio liberada de su peso y de nuevo adoptó una actitud diferente y abierta al mundo. Sin embargo, sea porque consumía pocas calorías, sea por las pastillas, empezó a sufrir síntomas muy desagradables. El frío no la dejaba dormir por las noches, un frío tan interno que no había nada que la calmase. Con tantas sensaciones desagradables no tardó en dejar la dieta. Sabía que nadie iba a creer que no se sentía bien, su madre le decía ¡es que no tienes voluntad! De nuevo se apoderó de ella un impulso irrefrenable por transgredir la dieta, los atracones se sucedieron a lo largo de un mes. Un mes larguísimo y desesperado por recuperar el control alimentario. Era capaz de ingerir tanta cantidad de comida como horas tenía el día. No podía hacer nada más que comer. No podía estudiar, de hecho, empezó a faltar a clase porque estaba siendo arrastrada por un vendaval irrefrenable e impulsivo por consumir alimentos. Era muy culpabilizador para nuestra amiga porque no podía responder a sus responsabilidades. Un día, en medio de esta pasión devoradora compró todo tipo de alimentos grasos que había en el supermercado. Chocolate, mantequilla, galletas, de todo lo prohibido, entró en su habitación y se encerró para que no la molestaran porque se iba a entregar sin restricciones al banquete bulímico más salvaje de su vida. Mientras iba comiendo una cosa tras otra, no se sabe cómo, le llegó una reflexión lúcida y contundente, fue como una voz en su cabeza que le dijo, ¿qué estás haciendo?, ¡te estás destruyendo!, por nada ni por nadie merece la pena que estés en este estado ni sufriendo así. En ese mismo instante nuestra adolescente paró en seco. Cuando tomó una de las decisiones más importantes de su vida, "jamás se volvería a reprimir ni a esconderse para comer todo aquello que le apetecía". También se dijo así misma que los demás tendrían que aceptarla con sus defectos, porque no podía tratar de complacer a todo el mundo. Por fin ella aceptaba ser distinta, un poco gordita e imperfecta. Ese momento fue revelador, una verdadera epifanía. Uno de los momentos más importantes de su vida, sin duda. Porque a partir de ese momento se liberó para siempre del tormento de las dietas y de los atracones, de comer con culpa, de valorar continuamente las calorías de sus alimentos y del gasto calórico diario, de esconderse y avergonzarse por no estar en la norma. Alcanzó una nueva cota de libertad, su Everest personal, su cima, después de tantos años de esclavitud dietética. Y lo mejor y más sorprendente de todo es que después de este episodio donde decidió darse absoluta libertad dietética fue adelgazando semana tras semana sin pretenderlo. Porque empezó a comer con normalidad, como se acostumbraba en casa, como lo hacían sus amigas, ni más ni menos. Sin desear lo que estaba prohibido y sin pesarse todos los días. Y este éxito lo ha mantenido transcurridos los años sin recaídas. Junto a este cambio de comportamiento con la alimentación también empezó a tener otro comportamiento social. Más libre y atrevido, con menos miedo e inseguridad. Y aceptando que probablemente era otra de las ovejitas negras disfrazadas de la familia. La moraleja de esta historia real consiste en que ninguna restricción alimentaria severa es saludable sobre todo cuando hay tantas carencias emocionales que se deben tratar. Consolidar el desarrollo de una personalidad sana, con reconocimiento y amor hacia uno mismo es lo prioritario en una adolescente. Si nuestra amiga hubiera tenido con quien comunicarse sin miedo a ser juzgada o rechazada no hubiera necesitado refugiarse en este comportamiento bulímico. El alcance del malestar de las mentes atormentadas por las obsesiones con la comida sólo la conocen quien las padece o los que han sufrido alguna adicción. Nuestra adolescente tuvo que lidiar en silencio esta perturbación durante siete años, desde los 16 hasta los 23, sin apoyo ni acompañamiento terapéutico que le hicieran comprender por todo lo que estaba pasando. Este es un caso real que se ha repetido y aumentado con los años. Estas mujeres en conflicto en la relación con su cuerpo, con su madre y con la comida son las madres de las jóvenes actuales que prevalecen en sistemas distorsionados consigo mismas y con sus referentes. Si ahora los padres son amigos de sus hijos dejando vacantes los roles de protectores y guías referentes de sus hijos en una *democratización de la vida familiar; en la cultura mediterránea de los años 70-80, los adolescentes convivían con sistemas familiares muy poco sensibilizados por cultivar las emociones y la comunicación comprensiva con sus hijos. Predominaba el temor y el distanciamiento de los hijos hacia sus padres. Unos padres que se estaban recuperando de la postguerra y que habían aprendido a superarse con mucho esfuerzo y voluntad, donde no había tiempo para nada más que el trabajo y la reconstrucción, con normas y disciplinas de moral religiosa conservadora y mucho miedo. Supongo que es el sistema pendular de compensación de los extremos, donde hubo mucha rigidez se implementa la laxitud. Hay que revisar los sistemas jerárquicos familiares para equilibrar y devolver al lugar que le corresponde cada miembro de la familia. Al respecto recomiendo ver los programas de televisión como Súper Nanny inglesa y a César Millán. Si tienes seres bajo tu responsabilidad, estar bien y ser claro desencadena relaciones relajadas y amables, de aprendizaje y crecimiento. Somos mamíferos y nos relacionamos conforme a nuestra naturaleza básica, de alimento, protección, juego y respeto a unas normas de convivencia. Los sentimientos de inadecuación e impotencia conducen a muchas adolescentes a un comportamiento desequilibrado con la comida. Esta inadaptación a las exigencias familiares, con la madre en muchos casos convierte el acto de nutrirse en una tortura. El amor tiene que ser la manera en la que se lleve a cabo este acto. Alimentarse sin amor, es como tapar un agujero haciendo otro mayor. Incluso puedes llegar a odiar el momento de comer y todo lo que está asociado a ese momento. Este comportamiento es el que está asociado a comportamientos anoréxicos que corta los lazos con la vida negando el hambre y las necesidades básicas del cuerpo.*

¿CÓMO ES EL REFERENTE IDEAL DE UNA ALIMENTACIÓN SALUDABLE?

Hay que tener en cuenta el factor salud y el factor placer. En cuanto a lo que es una comida saludable no abogaré por una dieta vegetariana, crudívora, macrobiótica, disociada o cualquier otra. Porque la dieta tiene que adecuarse a los hábitos culturales, mentales y gustos de cada persona. Es una ventaja que aún se pueda escoger sobre el estilo de vida saludable que desee llevar uno. La salud debe garantizar el equilibrio mental y social. Las obsesiones alimentarias como las ortorexias, no son el paradigma de la salud. La toxicidad de una mente desequilibrada provoca reacciones adversas en el organismo y en el entorno, muchas de estas reacciones están admitidas por la medicina y otras no. Podemos resumir el estrés como el factor desencadenante de un gran número de enfermedades, relacionadas con el cáncer, enfermedades autoinmunes, coronarias, de la piel y digestivas, además de psicológicas claro. Algunos estudios demuestran que los alimentos más saludables para las personas son los que se consiguen del entorno, natural y sin pesticidas, estacionales y de ecosistemas puros y abundantes en nutrientes. En cuanto a la preparación y cantidad recomendada debe ayudar a su asimilación, satisfacción de las necesidades y disfrute. Los momentos que se dedican a la alimentación pueden ser muy variados pero siempre debe crear bienestar y agradecimiento. Para mis vecinos mediterráneos, la dieta mediterránea, que fue declarada Patrimonio Cultural Inmaterial de la Humanidad, es una dieta sencilla y fácil de seguir. Producen cereales, carnes y pescados, legumbres, aceite de oliva y frutas, sobre todo la uva, para elaborar excelentes vinos. Es un consumo de alimentos variados del territorio, tradicionales y muy sabrosos sobre todo si se consumen los de temporada. Además de asegurar a salud de los consumidores. Es difícil adquirir alimentos que no hayan sido sometidos a procesos de transformación tóxicos hasta llegar a nuestra mesa. Por eso una actitud sana que potencia y fortalece el sistema inmunológico ayuda a defenderse de todos estos venenos. El concepto de salud no está restringido al sistema del cuerpo nada más. La definición de la salud para la OMS es un estado de completo bienestar físico, mental y también social, no solamente la ausencia de enfermedad o dolencia. Entonces salud es un término exigente que abarca el conjunto de la actividad humana. Sin embargo, normalmente, se le utiliza relacionado con el cuerpo físico. Hagámonos una pregunta tal vez un poco rompedora, ¿quién es más enfermo aquel que goza de un estado de felicidad aunque esté diagnosticado de cáncer por ejemplo? o ¿la persona que tiene un cuerpo sin enfermedades y de aspecto atlético con un comportamiento destructivo para él mismo y para los demás? Comer de manera tranquila, masticar bien, en un entorno agradable, disfrutando el momento sin organizar forzadamente las cantidades, sólo las necesarias para saciar el hambre y para poder tener una digestión ligera que te permita realizar las actividades cotidianas con normalidad, esto es el ideal de una conducta saludable en las comidas.

ENGORDAR EN LA EDAD MADURA Y MENOPAUSIA.

A las mujeres de más de 40 y 50, debido a los cambios hormonales, se nos acumula la grasa abdominal y sin darnos cuenta vamos ganando peso y subiendo la talla de nuestra ropa. Recomiendo que antes de tirar la toalla resignada porque en esta edad te hacen abuela, te has divorciado, tus hijos se independizaron y profesionalmente crees que ya has llegado al techo que esta sociedad te permite, plantéate lo siguiente; echa una mirada al pasado y mira cuántas creencias limitantes que tenías asumidas como verdades absolutas han resultado ser falsas. La experiencia personal, que es el libro del que mejor se puede aprender, te lo enseña. Antes, cuando mi madre llegó a los 40, creía que en esa edad se perdía todo atisbo de juventud, atractivo e interés por renovarse en cualquier aspecto de la vida porque todo lo importante en la vida tenía que estar hecho, ya no te quedaban oportunidades. Ellas lo aceptaban resignadas. Pero una generación después se ha visto y demostrado que es una edad de gran plenitud para muchas mujeres. Y así sucesivamente con las diferentes expectativas de estándar de vida en función de la edad que tienes. En mi consulta he visitado a cientos de mujeres de todas las edades y lo que las hacía más felices, creativas y atractivas no era su edad o su peso sino su salud mental y física, así como su actitud de superación frente a todos los retos de la vida. Te sorprenderías de lo que puedes hacer si sales de paradigmas limitantes, preparándote y siendo realista, conociendo tu potencial y haciéndolo visible. Si te resignas no sé cómo te puedo ayudar, pero si aceptas que puedes mejorar tu calidad de vida y salud entonces hay que crear estrategias para conseguir mejorar tu estado físico. Haz cambios en la dieta, y aumenta la actividad física, ya sabes que el metabolismo se vuelve más perezoso y por eso tenemos que activarlo. Pero lo más importante es que cambies todas tus creencias limitantes sobre lo que significa entrar en este período de tu vida llamado menopausia. No ser fértil es importante si sólo te consideras parte de una especie de mamíferos llamados humanos, sin embargo, para las personas con valores, autoestima, sabiduría, experiencia e inteligencia la fertilidad no es el eje de su vida.

Te ofreceré algunos consejos básicos sobre lo recomendable para bajar tu peso y también te voy a dar otros que me han servido, así como a mis pacientes.

1. Practica una rutina diaria de ejercicio, fácil y seguro. Caminar rápido durante treinta o sesenta minutos diarios respirando al ritmo del paso te renovará la salud y la energía que necesitas.

2. Evita el consumo de alcohol, el hígado no lo metaboliza tan rápido y lo convierte en grasa.

3. Levántate de la mesa con un poco de apetito y no piques entre horas, tres o cuatro comidas al día es suficiente.

4. Y lo más importante para mantenerte ilusionada por tu plan de mejora: renueva tu proyecto vital donde te visualices aportando un valor al mundo y a ti misma.

5. Cuida tu belleza, la piel, el vestido, el cabello, porque aunque hayan cambiado no significa que no puedan mejorar con nuevos cuidados.

La menopausia trae consigo muchos cambios: emocionales, psicológicos, físicos. Y algo que a nadie le gusta: el 75% de las mujeres suele aumentar su peso corporal entre 5 y 10 kilos más. Es decir, dos tallas más de ropa. Un riesgo que se puede reducir considerablemente realizando una alimentación adecuada y una actividad física que permita mantener la masa muscular y la grasa en niveles óptimos. Actualmente, en España hay más de 2,2, millones de mujeres en edad entre 45 y 50 años. Con la llegada de la perimenopausia, el cuerpo femenino entra en cierto declive y produce menos cantidad de estrógeno y progesterona. El déficit de estas hormonas incide de forma directa en la tendencia a acumular grasa y perder masa muscular, y se acentúa con la edad. Según algunos estudios, en tres de cada cuatro mujeres se produce un aumento del tamaño de la cintura durante la edad adulta. Cabe recordar que la grasa visceral acumulada en esta zona está relacionada directamente con el incremento del riesgo cardiovascular o algunos tipos de cáncer que se dan en la mujer, como el cáncer de mamá y útero entre otros, al igual que la diabetes tipo II, el hígado graso, hipercolesterolemia e hipertensión.

Cambios de la menopausia.

Según explica Rubén Bravo, experto en nutrición y portavoz del Instituto Médico Europeo de la Obesidad (IMEO), durante la menopausia varios factores contribuyen al aumento de peso en la mujer. «Por un lado, se produce un desorden endocrino que favorece la pérdida de masa muscular, así como el aumento de los adipócitos grasos en número y tamaño, junto a una ralentización de la tasa metabólica y disminución del metabolismo basal, es decir, la cantidad de energía mínima que necesitamos para subsistir y la eficacia de nuestro cuerpo para utilizar la grasa almacenada como fuente de energía. En segundo lugar, estos desórdenes trascienden al perfil emocional de la mujer, imponiendo una tendencia a la ansiedad y a la depresión que puede derivar en trastornos relacionados con la alimentación. A partir de los 45 años la mujer empieza a perder fibra y tono muscular, que es una veta de oro imprescindible para mantenerla o mejorarla en cualquier edad, pues es la responsable del 70% de nuestro gasto calórico diario», explica Bravo. Por estas razones, el portavoz de IMEO recomienda acudir a un nutricionista especializado en menopausia, ya que se necesita una alimentación orientada a mantener esta masa muscular, que se sirva de las proteínas y grasas saludables y enfoque los hidratos de carbono en sus versiones completas e integrales, desechando las grasas perjudiciales para la salud. Llevar un estilo de vida activo en esta edad nos ayudará a mantener un peso saludable y disminuirá el riesgo de enfermedades cardio-vasculares o cáncer. La práctica de ejercicio físico repercute positivamente sobre nuestro estado de ánimo, mejora el funcionamiento mental y propicia tanto el sueño profundo, como la reparación celular. Los expertos de IMEO reco-miendan una rutina semanal basada en 2 sesiones de 45 minutos de actividad física aeróbica moderada (bailar, montar en bicicleta, nadar, Aqua Eerobic) y 2 sesiones de 45 minutos de actividad de fortalecimiento muscular y flexibilidad (gimnasia de mantenimiento, pesas, abdomina-les, yoga, Pilates). La hidratación antes, durante y después del ejercicio es muy importante. Hay que beber el agua en pequeños sorbos y nunca a temperaturas extremas para evi-tar pérdidas de electrolitos y minerales. Consejos del Insti-tuto Médico Europeo.

Con el motivo del Día Mundial de la Menopausia que se celebró el sábado 18 de octubre, el Instituto Médico Eu-ropeo de la Obesidad (IMEO) ha lanzado una serie de consejos alimenticios que ayudarán a muchas féminas a sobrellevar con mejor ánimo esta etapa de la vida y a no coger esos kilos demás:

1. Incrementar la dosis de calcio a 1.500 mg al día. Equivaldría a 2 vasos de leche (500 mg Ca), 1 yogur (175 mg Ca), 200g de acelgas (225 mg Ca), 1 sardina en aceite (125 mg Ca) y 30g de queso manchego curado (250 mg Ca). Lo ideal es tomar la leche desnatada, enriquecida con calcio y vitamina D.

2. Moderar el consumo de frutas hasta dos piezas al día. Las frutas de carne blanca, como pera o manzana, reducen el riesgo de enfermedad vascular cerebral que aumenta en la mujer con la menopausia, debido a la disminución del estrógeno. La naranja y las fresas son fuentes de bioflavonoides y ayudan a aliviar los síntomas como los sofocos.

3. Tomar copos de avena integral o pan de centeno integral en el desayuno, y una o dos veces a la semana legumbres con verduras en las comidas.

4. Priorizar el consumo de las siguientes verduras y hortalizas: espinacas, brócoli, calabaza, coliflor, col, berenjenas, ajos y cebollas.

5. Aumentar el consumo de grasas saludables (aceite de oliva, nueces) y disminuir el consumo de grasas menos recomendadas (embutidos, bollería o fritos).

6. Comer dos veces a la semana pescado azul, tanto por sus proteínas de alto nivel biológico, como por su alto contenido en Omega 3.

7. Tomar 4 raciones a la semana de carnes blancas como pescado, pechugas de pollo y/o pavo.

8. Beber entre 1,5 y 2 litros de agua al día para lograr una buena hidratación y acompañar la cena con una copa de vino tinto, ya que disminuye el riesgo de depresión e influye positivamente en la salud mental.

9. Ajustar los alimentos al ciclo circadiano y biorritmo, concentrando la mayor parte de la ingesta en el desayuno y la comida y disminuir el aporte calórico a partir de la tarde/noche.

Los alimentos que no deben faltar en la dieta.

—Alimentos ricos en vitaminas del grupo B para mantener y conservar la memoria, como cereales integrales y legumbres.

—Alimentos ricos en Omega 3 que mejoran la circulación, los niveles de inflamación celular y las conexiones neuronales, perfectos también para el insomnio o la ansiedad. Podemos encontrar Omega 3 en las nueces, los pescados azules o las espinacas.

—Alimentos ricos en colina, responsable de la secreción de acetilcolina, que entre otras cosas se encarga de regular el sistema nervioso cerebral. Encontramos colina en las legumbres, los cereales integrales, las berenjenas, los ajos y las cebollas.

—Alimentos ricos en calcio y vitamina D que ayudan a mantener la densidad ósea. En la edad de la menopausia se necesitan alrededor de 1.500 mg de calcio al día, puesto que la pérdida de estrógenos de la menopausia dificulta la absorción de este mineral en los huesos. Ricos en calcio son los lácteos, las almendras y verduras como espinacas, brócoli o col. El Instituto Médico Europeo de la Obesidad (IMEO) advierten que hay que tener cuidado con el consumo excesivo de soja—rica en isoflavonas y calcio—, ya que es contraindicada en mujeres con trastornos de la glándula tiroides, así como en cualquier proceso tumoral, ya que pueden contribuir a la proliferación celular anormal.

LA OBESIDAD EN ESPAÑA Y EN EL MUNDO.

En relación con el sobrepeso y la obesidad hay datos preocupantes que manifiestan un aumento galopante de personas en el mundo con obesidad. Estos datos me hacen reflexionar sobre las causas de estos cambios. Se hizo un estudio de los índices de población obesa en Barcelona en un programa de TV e investigación periodística emitido en julio del 2017, de una zona de un nivel económico alto y otra zona con dificultades económicas. Se vieron claramente las diferencias de un 5% de población obesa en la zona de mayor nivel adquisitivo, contra un 20% en la más pobre. Además, en la primera los buenos hábitos deportivos y alimentarios son muy valorados y tenidos en cuenta en la vida diaria de sus habitantes a diferencia del barrio más deprimido. Los médicos afirman que este sobrepeso y obesidad se relaciona con enfermedades cardiovasculares, diabetes, colesterol, cáncer y dolores en las articulaciones. Y para combatir las mismas proponen dieta saludable y ejercicio. Desde mi punto de vista estas enfermedades son consecuencia de los malos hábitos y de una pésima educación social que obligue a priorizar la salud mental y física de las personas por encima de todo. La medicina ha ayudado a la sociedad a curar enfermedades y epidemias que han alargado la esperanza de vida. En España aumentó más de 40 años en un siglo. En 1900 la media en España era de 35 años, en China y en India 25. Esto no significa que no hubiera mucha gente viva de 50 y 60, sino que morían por enfermedades en la infancia u otros aspectos ambientales. Ya en el paleolítico la gente tenía la potencia física de llegar de 90 a 100 años, como ahora. En España se ha pasado en 25 años del 7 por 100 al 17 por 100 en casos de obesidad. Las causas son sociales, conductas familiares y hábitos alimentarios debido al incremento del consumo de la comida basura. El 53% de nuestra población sufre de sobrepeso y calculan que será el 70% en el 2030. Desde el año 2012 se gasta un total del 7 por 100 del gasto sanitario anual con estos pacientes, 20.000 millones al año. Hay 5000 pacientes con obesidad mórbida que están en listas de espera para hacerse una operación barométrica y perder peso. Somos el segundo país de Europa después del Reino Unido con mayor índice de obesidad. Desde 1970 se ha triplicado los índices de obesidad en nuestro país y se ha doblado en el mundo, según la OMS. Los especialistas afirman que no es una cuestión genética tan sólo sino social y también de clases. Los ricos son delgados y los pobres gordos. Los países con más obesos son China, Estados Unidos, Brasil, Rusia, India y México, según The Lancet, 2014.

Urgen medidas políticas que ayuden a las personas a combatir este problema. Medidas pensadas a largo plazo para crear un correcto estado de culturización generalizada de la población donde se crea en los valores de la alimentación saludable y el ejercicio físico para mantener la base de una buena salud.

La educación para la salud.

Según el doctor Javier Aranceta, médico en Medicina preventiva y Salud Pública, presidente de la sociedad española de nutrición comunitaria, las guías alimentarias son la mejor herramienta para promocionar la salud. Recomendaciones alimentarias como patrón dietético para prevenir enfermedades y mejorar la calidad de vida. Estas guías son muy útiles para educar y orientar a la población hacia una alimentación más saludable. Considerando los hábitos alimentarios predominantes, disponibilidad y nivel de acceso a los alimentos en cada país. Por lo tanto, según Aranceta, es normal que las guías alimentarias difieran de un país a otro, así lo reconoció la FAO en 1996. Se deben formular de manera positiva para que estimulen una aceptación placentera. Siempre sintonizando con los valores culturales del entorno al que se dirigen. También señala que estas guías, la famosa pirámide o la americana, del 2010, un plato que contiene la base de una alimentación saludable, tiene que formularse junto a un plan de difusión y evaluación en la población. De acuerdo con las actualizaciones más recientes se potencia las raciones de hidratos de grano entero, se modera la grasa de buena calidad, proteínas y recuerdan la importancia de las frutas, verduras, hortalizas, legumbres y frutos secos, además de incentivar la actividad física cuidando el balance energético. Después de todo se trata de instaurar un estilo de vida saludable donde resulte tan natural pasar un momento de ocio tomando un zumo de frutas como cualquier otro producto de plena difusión publicitaria a nivel mundial. De igual manera con todos los demás hábitos saludables recomendados. Desde mi punto de vista creo que se infravalora la importancia de la calidad de los productos que consumimos. Hagamos la reflexión de que el alimento es el sistema básico de supervivencia, sostén biológico del cuerpo, como el aire que respiramos. No podemos alejarnos tanto de la medicina y el sentido común para mantener la salud. Respiremos aire puro y comamos alimentos sanos. Recomiendo para estar orientados en este sentido escoger aquellos alimentos que no contengan endulzantes artificiales, perjudican la flora intestinal, grasas Trans o Sólidas, frecuentemente halladas en la bollería industrial, relacionadas con el cáncer y colesterol, sabores artificiales porque contienen grandes cantidades de productos químicos, glutamato monosódico, MSG, colorantes artificiales, jarabes de maíz similar a la fructosa, que como ésta el hígado la convierte en grasa, conservantes como BHA, TBHQ, BENZOATO DE SODIO, NITRITO DE SODIO, AZODICARBONAMIDA, que causan innumerables trastornos físicos y neurológicos, así como ingredientes transgénicos, para ello debemos ver en la etiqueta la certificación de producto orgánico. Desde el año 2005 la

Estrategia NAOS, (Nutrición, Actividad Física, Obesidad), sigue las recomendaciones de la OMS para fomentar la salud. Sin embargo, no hay un plan obligatorio en el sistema educativo que genere la prevalencia de nuevos y saludables valores en este ámbito, aunque sí tiene una convocatoria de premios a los proyectos que fomenten las bases de la Estrategia NAOS de la Agencia española de consumo, seguridad alimentaria y nutrición, AECOSAN. A pesar de estas iniciativas la población sigue con una tendencia a aumentar los efectos adversos de malos hábitos alimentarios y sedentarismo.

Me pregunto por qué no se ponen en práctica intervenciones sencillas que promuevan la salud de los ciudadanos. Es verdad que no se producirán cambios de un día para otro pero estoy segura de que en cinco años tendríamos una tendencia a la disminución de la obesidad y el sedentarismo si se promueve con actitud positiva, respeto y paciencia. Claro que si se reduce el consumo de productos alimentarios de baja calidad y se reducen las horas de consumo de ocio sedentario, Internet o televisión creo que la economía basada en producción barata, de mala calidad y muy buen marketing se resentiría. Frente a los gigantes invictos, tenemos nuestros mecanismos de "resiliencia" cultural. Nuevas formas de hacer negocio que tienen en cuenta desde el respeto al medioambiente, a la salud y bienestar de las personas sin sacrificar estilos de vida, modernidad y calidad de los productos. Con este enfoque de sentido común para promover la salud y equilibrio alimentario apoyo las iniciativas que actúen en los programas educativos para familias y escuelas con la suficiente resonancia social que genere una cultura de valores, una base razonable fortalecida en todos los niveles sociales, culturales y económicos. En nuestro Instituto preparamos programas para las personas que desean liberarse emocional y físicamente de la ansiedad que produce el desequilibrio alimentario, la obesidad y comportamientos adictivos que te impiden avanzar, crecer y mejorar. Por eso la supervisión médica, emocional y psicológica, más la preparación física adecuada a cada perfil te lleva a conseguir tus metas y permanecer en el éxito hasta normalizarlo.

DIETA ORIENTATIVA

Las dietas son tan variadas como las culturas y no son iguales en todos los países del mundo. El clima, los productos locales y la actividad de la población inclinan a los consumidores hacia una alimentación diferente. La dieta a la que me voy a referir es la dieta mediterránea que declaró la UNESCO como Patrimonio Cultural Inmaterial de la Humanidad en el 2010. Muy recomendada por nutricionistas gracias a la gran variedad de sus productos, que cada persona puede adaptar a sus gustos y necesidades. Esta dieta se caracteriza por un alto consumo de vegetales (legumbres, verduras, cereales, frutas y frutos secos), aceite de oliva, vinagre, vino con moderación, carnes y pescados, huevos y lácteos. Es aconsejable distribuir los alimentos en tres o cuatro comidas al día en las siguientes proporciones:

- Cereales, como pan, pasta, arroz. 30 gr de pan y 60 gr de pasta o arroz, diarios.

- Frutas y verduras abundantes y a diario. En unas cantidades aproximadas de 150 gr de frutas y 150 gr de verduras.

- Lácteos con poca grasa. Un vaso de leche o dos yogures al día.

- Aceite de oliva crudo preferiblemente.

- Una copa de vino al día.

- Ajos y cebolla para aderezar, preferiblemente crudas.

- Las carnes rojas o magras (pavo y pollo), una ración por semana respectivamente.

- El pescado tres raciones por semana.

- Los huevos, de dos a cuatro raciones semanales.

- Las legumbres y patatas al menos tres veces por semana.

- Los azúcares, zumos azucarados, pastelería y bollos o caramelos se deben consumir de forma eventual.

Con una dieta como ésta y actividad física moderada de 60 minutos diarios aproximadamente, podemos mantener nuestro organismo muy vivo, saludable y en forma.

CONCLUSIÓN

Todas las personas, mujeres sobre todo, que han trabajado en la línea de priorizar el aspecto emocional y obsesivo con la comida han mejorado sus vidas que estaban en suspenso porque toda la energía estaba atrapada en resolver su problema de imagen, obsesión, o control sobre el descontrol alimentario. Algunas decidieron emprender una carrera universitaria, otras mejorar sus relaciones conyugales, enfocarse en la creatividad profesional, y en general disfrutar más de sus vidas y atreverse a iniciar nuevos proyectos que permanecían congelados porque buena parte de su energía se dirigía a controlar los asuntos del comer y adelgazar. Para las mujeres que han vivido o viven este problema saben que miden su felicidad según los números que marque la báscula, las tallas de los grandes almacenes o la cinta métrica. Así que liberarse de estas falsas creencias devuelve un nuevo sentido y encaje en la realidad con más autoestima y confianza. No puedo decir que todas hayan alcanzado el éxito según su concepto de peso y dieta ideal, sin embargo, sí dicen que se sienten mejor con ellas mismas, se ven más atractivas y más relajadas en situaciones que antes les resultaban insoportables, como ir a comprarse un vestido o compartir una comida distendida con unos amigos. El secreto es mantener el equilibrio entre ponerse metas inalcanzables y ponerse objetivos a corto y medio plazo que nos motiven a conseguir algún cambio y mejora necesaria en nuestra vida. Cuando las metas están fuera de la realidad, aparece la frustración y en ausencia de objetivos una pérdida de sentido y motivación. Algo que también he detectado en muchos casos es que tod@s creen que lo que les ocurre es aislado, sólo les pasa a ellas y es muy vergonzoso. Por esa razón tienen sentido los grupos de apoyo que ayudan a liberarse de la vergüenza y del aislamiento. Se detienen las autocríticas y el diálogo interno sobre ti misma y la falta de control que no deberías tener y que nadie debería ver o saber sobre ti porque seguro que algo horrible te podría pasar si lo supieran. La vergüenza es un sentimiento que bloquea el flujo de confianza en ti mismo, baja el potencial de desarrollo personal y daña el autoconcepto. Los secretos y vergüenzas son agujeros negros que se llevan toda la energía positiva que te esfuerzas por conseguir para vivir día a día. Sentir que no se posee un control sobre la comida suele generar mucha vergüenza y sentimientos de culpa que son completamente innecesarios y relativamente fácil de subsanar. Dedícale un poco de tiempo para que no se genere el fenómeno de la bola de nieve que crece conforme va cayendo por la montaña.

Estas conclusiones encajan perfectamente para los que han madurado con la mentalidad del siglo XX, sin embargo, quiero añadir que en el siglo XXI el narcisismo pueril ha sustituido masivamente lo que llamábamos baja autoestima. Tiene la misma causa en la carencia de valores consolidados pero se manifiesta de manera distinta. El culto al yo imagen, digital y exhibicionista ha acentuado la vulnerabilidad del verdadero yo que se esconde detrás del fanatismo por el éxito personal y el dinero. La neurosis es sustituida por la narcosis del narcisismo consumista y virtual. Los jóvenes del siglo XX reivindicaban sus derechos y su lugar, los del XXI, se creen con derecho a todo y lo exigen.

Este nuevo y reforzado narcisismo viene por unas relaciones parentales que apoyan sin medida de la realidad, a sus hijos. Flaco favor les hemos hecho a nuestros hijos. Eddie Brummelman, del Instituto de Investigación para el Desarrollo Infantil de la Universidad de Ámsterdam dice "Se confunde autoestima con narcisismo. Lo que hay que cultivar es la autoestima, que se consigue con cariño, apoyo, atención y límites. Las obsesiones narcisistas de la imagen perfecta inciden en los trastornos alimentarios, sin embargo, seamos realistas y pidamos lo imposible", amor para crecer, respeto para ser libres, y solidarios para construir relaciones saludables.

Para recibir más información te puedes dirigir:

12 hábitos/facebook

http://www.joanaserrano.es
wwww.12habitos.joanaserrano.es

e-mail: info@joanaserrano.es

Bibliografía recomendada:

Mujeres que corren con los lobos, clarissa pinkola

Más allá de la anorexia y la bulimia, giorgio nardone

Cuando la comida sustituye al amor, geneen roth

La obsesión de comer, jane hirshmam y carol h. Munter

Las prisiones de la comida, giorgio nardone

Artículos de la autora en las revistas:
"Mente sana".
"Única".
"Línea saludable".
"Woman"

www.ingramcontent.com/pod-product-compliance
Lightning Source LLC
Chambersburg PA
CBHW031356250726
48656CB00009B/422